超声内镜诊治应用
思维例释
（第一辑）

主 编◎杨爱明 吴 晰

中国协和医科大学出版社

北 京

图书在版编目（CIP）数据

超声内镜诊治应用思维例释. 第一辑 / 杨爱明，吴晰主编
. —北京：中国协和医科大学出版社，2023.9
ISBN 978-7-5679-2222-8

Ⅰ.①超… Ⅱ.①杨… ②吴… Ⅲ.①内窥镜检－超声
波诊断 Ⅳ.① R445.1

中国国家版本馆 CIP 数据核字（2023）第 123562 号

超声内镜诊治应用思维例释（第一辑）

主　　编：杨爱明　吴　晰
责任编辑：沈冰冰
封面设计：邱晓俐
责任校对：张　麓
责任印制：张　岱

出版发行：中国协和医科大学出版社
　　　　　（北京市东城区东单三条9号　邮编100730　电话010-65260431）
网　　址：www.pumcp.com
经　　销：新华书店总店北京发行所
印　　刷：小森印刷（北京）有限公司

开　　本：787mm×1092mm　　1/16
印　　张：13
字　　数：240千字
版　　次：2023年9月第1版
印　　次：2023年9月第1次印刷
定　　价：138.00元

ISBN 978－7－5679－2222－8

编者名单

主　编　杨爱明　吴　晰

副主编　黄永辉　钟　良　徐　灿　吕　瑛　姚　方

编　者（按姓氏笔画排序）

丁　震　　　中山大学附属第一医院

王　晟　　　中国医科大学附属盛京医院

王　强　　　中国医学科学院北京协和医院

王国宝　　　中山大学肿瘤防治中心

王晓艳　　　中南大学湘雅三医院

卢加杰　　　新疆维吾尔自治区人民医院

田　力　　　中南大学湘雅三医院

尔丽绵　　　河北医科大学第四医院

冯云路　　　中国医学科学院北京协和医院

吕　瑛　　　南京鼓楼医院

朱　蓉　　　遵义医科大学附属医院

乔伟光　　　南方医科大学南方医院

刘冠伊　　　北京大学第一医院

刘梦园　　　中国医科大学附属第一医院

李　跃　　　南方医科大学南方医院

李佳宁　　　中国医学科学院北京协和医院

李惠凯　　　解放军总医院第一医学中心

杨　霞　　　山东省立医院

杨莹韵　　　中国医学科学院北京协和医院

杨爱明　　　中国医学科学院北京协和医院

吴　晰	中国医学科学院北京协和医院
张　松	南京鼓楼医院
张　磊	兰州大学第一医院
张立超	河北医科大学第二医院
张伟光	贵州医科大学附属医院
张晟瑜	中国医学科学院北京协和医院
张筱茵	深圳市第三人民医院
陈洪潭	浙江大学医学院附属第一医院
林世永	中山大学肿瘤防治中心
欧阳博文	广东省中医院
罗晓蓓	南方医科大学南方医院
周春华	上海交通大学医学院附属瑞金医院
赵淑磊	山东省立医院
钟　良	复旦大学附属华山医院
施　文	中国医学科学院北京协和医院
姚　方	中国医学科学院肿瘤医院
袁海鹏	山东省泰安市中心医院
徐　灿	上海长海医院
郭　涛	中国医学科学院北京协和医院
郭长存	空军军医大学第一附属医院
黄永辉	北京大学第三医院
龚婷婷	上海交通大学医学院附属瑞金医院
章粉明	浙江大学医学院附属第一医院
董海燕	山东第一医科大学第一附属医院
蒋青伟	中国医学科学院北京协和医院
韩超群	华中科技大学同济医学院附属协和医院
温红旭	兰州市第二人民医院
蔡云龙	北京大学第一医院
缪佳蓉	昆明医科大学第一附属医院

序 一

超声内镜（endoscopic ultrasonography，EUS）在中国已历经三十余年的发展，尤其近10年进入飞速发展期，随着EUS技术和新型设备的普及，为广大患者提供了更为精准的诊疗方案。

可喜的成绩离不开一代又一代EUS人的努力和传承。北京协和医院消化内科杨爱明教授作为中国最早一批开展EUS的消化领域专家，多年来不仅致力于EUS诊疗技术的提升和相关研究的开展，更不遗余力地开展EUS培训推广，为中国EUS领域培养出了数量众多的EUS医生。即使在新冠病毒感染最严重的时期，北京协和医院消化内镜团队也没有停止EUS培训工作，以各种形式持续提供EUS培训和学术交流的平台。本书就是杨爱明教授为有志学习和开展EUS的医生提供的又一宝藏资源。

在杨爱明教授及其团队的组织和带领下，本书汇集了来自全国各地24家顶尖医院的32名优秀EUS青年专家在临床诊疗工作中所遇到的精彩EUS病例，内容涵盖消化系统各个部位以及消化系统以外的疾病诊断和介入治疗等内容。随着近些年中国EUS领域飞速发展，这些青年专家已成为中国EUS领域的中坚力量。他们接过前辈的接力棒，作为各地区的EUS培训导师，持续为中国EUS领域培养新生力量、注入新鲜的血液。本书中的精彩病例也正是青年专家们的实力体现。

作为在中国消化内镜领域已经工作四十余年的老消化内镜人，看到一代又一代的年轻人不断成长、越来越优秀，我感到由衷的欣慰与骄傲。非常感谢杨爱明教授及其团队对EUS培训和普及工作的付出和努力，也希望年轻人能够继续努力，不断精进，为中国EUS技术的发展、为"健康中国"贡献力量。

希望看到本书的消化内镜医生不仅能从书中学到EUS疾病诊疗知识和技术，也能够从前辈们的工作中感受到认真、专业和敬业的精神，"始终把人民群众的生命安全和身体健康放在第一位"，造福更多的患者。

上海长海医院

2023年4月

序 二

◆◇◆

　　作为临床医生，我们总是要琢磨能切实为患者做点什么，保持技术精湛始终是重要的切实关乎患者健康的要求，同时站在学科发展的更高的角度上，理念的创新引领临床和科研的发展以及技术的革新。犹如超级微创手术，即在保留人体器官结构完整性的基础上去除病变以达到治愈疾病目的的手术，这一理念提出后的短短几年，消化道疾病的诊治从传统外科手术、腔镜手术、微创手术、经自然腔道内镜手术到超级微创手术实现了跨越式的发展。在诊治理念和内镜技术日新月异发展的同时，我们也需要关注并不断探索新的内镜教学模式和更新教学资料以适应青年医生的学习要求。

　　超声内镜（EUS）技术不仅是消化道多种疾病常见的诊治手段，其妥善应用对于经隧道和经自然腔道通道的超级微创手术的术前判断和指引都非常重要，而且也是经穿刺通道进行超级微创手术的最重要组分。这本《超声内镜诊治应用思维例释（第一辑）》精选了中国EUS青年导师论坛中从全国各地涌现出的有代表性的EUS诊断和治疗的优秀病例，依托于这些或罕见或常见的病例，进行逐步深入的临床资料、EUS代表性诊断性图像和治疗过程的解析和讨论，以及文献复习或经验总结。本书内容翔实、实用性强且贴近临床需求，能够充分反映我国消化内镜的相关理念和技术发展，希望能让读者诸君获益，一起为提高我国的消化内镜诊疗水平而努力。

解放军总医院第一医学中心

2023年4月

前　言

医学作为一门古老的学科，基于病例的学习始终是知识积累的基石。尽管目前的信息获取和交流途径前所未有的便捷，各种循证和指南也时时更新，面对患者个体时，仍然是既往诊治过的鲜活病例首先浮现在我们眼前。

EUS技术在20世纪80年代进入中国，经过三十余年的培训和推广，如今我国的EUS在诊断和治疗领域都有长足发展，特别是在胰胆疾病的诊疗和消化道肿瘤的诊断分期等方面发挥着重要作用。越来越多的临床医生进入这一领域，潜心学习，涌现出大量EUS中青年专家，他们是临床工作的中坚力量，也是EUS新技术、新方向的探索者和践行者，他们在各级各类会议交流中热情分享他们的EUS下诊断与治疗的精彩病例。将这些病例收集整理总结并陆续出版，向更多的同道呈现出来，是本系列丛书编写的初衷。

《超声内镜诊治应用思维例释（第一辑）》涵盖多种经典和疑难胰胆疾病的EUS诊断病例，包括胰腺癌、胰腺神经内分泌肿瘤、胰腺实性假乳头瘤、胰腺囊性肿瘤、胰母细胞瘤等胰腺肿瘤，也有胆管囊肿、胰胆汇流异常、胰腺内副脾等先天性疾病，还有来源腹腔、消化道壁的良恶性疾病。EUS治疗病例既有胰腺包裹性坏死的引流、胆管引流、胆囊引流、盆腔脓肿引流的经典术式，也有EUS辅助异物取出和聚桂醇硬化治疗肿瘤出血等临床急症。本书所选病例重点关注EUS的适应证、内镜表现和技术要点，同时对临床思维过程和诊治流程深入分析，并配以多个典型操作视频，力求客观、全面地呈现EUS在诊断和治疗中的价值，同时对读者未来的诊疗工作有所启示。

在本书问世之时，对于在编写过程中辛勤付出的各位同道表示诚挚的谢意，特别要感谢李兆申院士和令狐恩强教授的大力支持和关怀，并为本书作序，使本书增色不少。

因为是第一次尝试编写EUS病例集，书中内容难免挂一漏万，希望广大读者斧正。另外，因资料所限，每个病例的内容、篇幅多寡不均，望广大读者谅解。

杨爱明

2023年4月

目 录

病例 1

胰头肿大伴黄疸——自身免疫性胰腺炎

一、病史简介

患者，女性，60岁，因"食欲减退2个月，皮肤及巩膜黄染半月"入院。

现病史：患者2个月前无明显诱因出现食欲减退、恶心，无呕吐，无腹痛、腹胀，无腰痛、血尿，无呕血、黑便。半月前出现皮肤及巩膜黄染，无皮肤瘙痒，尿呈浓茶色，大便陶土样。在当地医院查TBil 113μmol/L，DBil 77μmol/L，IBil 36μmol/L；胸腹部CT检查：慢性胰腺炎急性发作不除外，胆总管胰腺段炎症，致肝内外胆管轻度扩张；胆囊炎，胆固醇淤积可能。予以对症保肝治疗。

既往史：20年前行子宫肌瘤手术。2型糖尿病3年余，治疗前空腹血糖13mmol/L，口服二甲双胍治疗，血糖控制良好。帕金森病3年余。

体格检查：发育正常，营养中等，神志清楚，自动体位，步入病房，精神尚可，慢性病容，表情自然，体型匀称，查体合作，右手不自主震颤。全身皮肤、黏膜黄染。心、肺查体未见明显异常。下腹正中可见陈旧性手术瘢痕，余未见异常。

实验室检查：IgG4 8.32g/L，血淀粉酶49U/L，CA19-9 < 0.60U/ml，AST 101.7U/L，ALT 25.4U/L，GGT 482.9U/L，ALP 227.6U/L，Alb 37.8g/L，TBil 27.5μmol/L，DBil 19.9μmol/L，IBil 7.6μmol/L（保肝治疗后）。

二、影像解析

腹部增强MRI：胰腺肿大，考虑自身免疫性胰腺炎伴肝内外胆管扩张、胰管扩张可能性大，胰头及钩突占位不完全除外。胆囊增大，双肾多发囊肿（图1-1）。

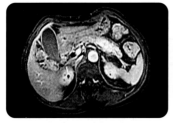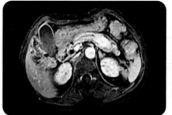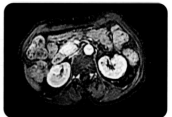

图1-1　腹部增强MRI

胃镜：白光观察十二指肠乳头未见异常，十二指肠降部可见墨绿色胆汁（图1-2）。

纵轴EUS检查：于胃体部扫查，胰腺实质回声粗糙，胰头回声不均匀，胰腺体尾部回声不均匀，局部呈片状偏低回声，胰管稍扩张，直径约3.1mm；于十二指肠球部扫查，胰头见类圆形实性低回声团块，边界较清晰，回声欠均匀，胰腺体尾部稍增大，见不均匀片状低回声；于胆管及胆囊扫查，胆总管扩张不明显，管壁无明显增厚，团块部位弹性成像呈深蓝色，提示质地较硬，超声多普勒扫查内部无明显血流信号，胆囊壁毛糙增厚，内部未见异常回声影（图1-3）。

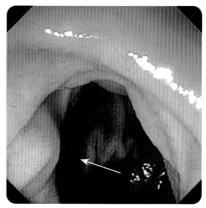

图1-2　胃镜

注：白光观察十二指肠降部，箭头所指为十二指肠乳头。

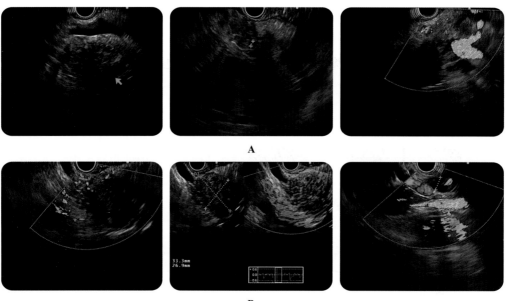

A

B

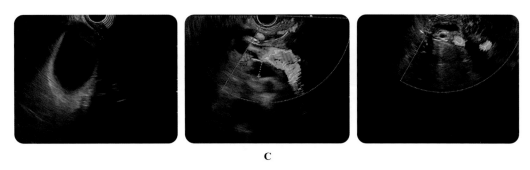

图1-3 不同部位EUS扫查

A.胃体部扫查；B.十二指肠球部扫查；C.胆管及胆囊扫查。

同时应用声诺维（SonoVue®）进行超声造影，示胰头弥漫性增大，整体回声偏低，增强不明显（图1-4，视频1-1）。

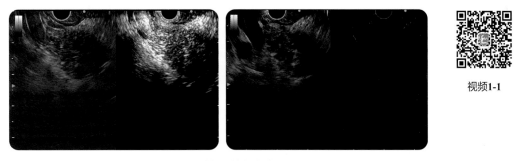

视频1-1

图1-4 胰头部占位超声造影

针对胰头肿块部位进行超声内镜引导细针穿刺抽吸术（EUS-guided fine needle aspiration，EUS-FNA），采用Cook公司Echo 3-22G穿刺针，共穿刺4针，涂片6张，与组织标本一起送检（图1-5）。

穿刺标本病理学检查。涂片细胞学检查：可见腺上皮细胞、纤维细胞、淋巴细胞及浆细胞，未见明显异型细胞（图1-6）；组织病理学：少许分化良好的腺体组织及渗出物（图1-7）。

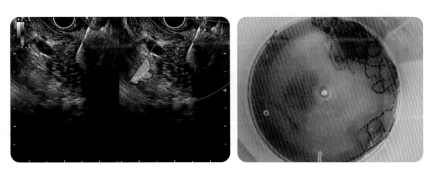

图1-5 胰头部占位EUS-FNA及标本

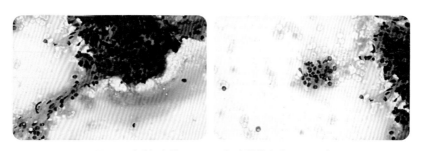

图1-6　胰头部占位EUS-FNA细胞学检查（HE×20）

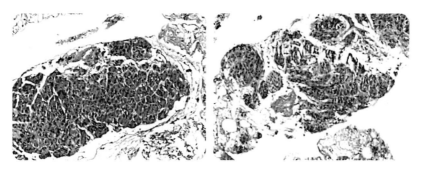

图1-7　胰头部占位EUS-FNA组织病理学检查（HE×10）

三、诊疗分析

老年女性，上腹部不适伴波动性黄疸，CA19-9正常，IgG4升高。影像学检查提示胰腺头体尾均有异常表现，胰头显著增大，肝内外胆管及胰管扩张，胆囊内胆汁淤积，首先考虑自身免疫性胰腺炎（autoimmune pancreatitis，AIP）可能，但胰头部增大，胰头及钩突占位不能完全除外，而且AIP也可伴发胰腺癌。

鉴别诊断：①胰腺癌，临床表现为上腹不适、疼痛，累及胆管、胰管者可以有梗阻性黄疸及胰腺炎表现，多有肿瘤标志物CA19-9水平升高，影像学检查可见胰腺占位征象。该患者CA19-9水平无明显升高，有梗阻性黄疸症状，影像学不能除外胰头占位，故需要重点鉴别。②神经内分泌肿瘤，包括无功能及具备分泌功能的神经内分泌肿瘤，有内分泌功能肿瘤患者多有相应激素水平升高的临床表现及血液学检查异常，无功能者可以无临床症状，影像学表现为低密度占位，边界清晰，单发或多发，增强可有强化。该患者无以上影像学特征，故不支持。③胰腺实性假乳头状瘤，年轻女性多发，多不伴黄疸，影像学占位常伴出血及钙化，并多表现为囊实性占位，边界清晰，该患者暂不考虑。

AIP在EUS下常表现为弥漫性胰腺实质体积增大，胰腺实质常呈低回声或伴有斑片状或者混杂回声，不典型病例可表现为局灶孤立低回声病灶，通常在胰头部，也可导致上游胰管扩张，或影响胰腺周围血管，或出现胰腺周围淋巴结增大。本例病例表现介于两者之间，胰头部表现为局灶孤立低回声病灶，但胰管未见明显受侵，胰腺体尾部较符合通常情况下AIP的EUS表现，胰腺实质呈现斑片状混杂回声，以低回声为主。EUS-FNA对胰腺占位定性诊断具有重要意义，即使影像学表现为AIP，若发现可疑占位也应行EUS-FNA，可通过细胞学及组织病理学检查证实病变性质，同时避免AIP合并胰腺癌情况的漏诊。AIP通常需要进行免疫组化协助诊断，因此EUS-FNA应争取获得较多的组织标本。根据《中国内镜超声引导下细针穿刺抽吸/活体组织检查术应用指南》（精简版，2021年，上海），目标为获得较多组织标本时尽可能选择FNB针有利于提高组织获取量。本病例选择从十二指肠球部进针穿刺，故选择柔韧性较好的Echo 3-22G FNA针。细胞学和组织病理学检查除外胰腺癌的诊断，但因穿刺标本有限，未能发现AIP特征性组织病理学表现，也未能进行IgG4免疫组化检查，如存在IgG4阳性浆细胞，能够进一步确诊AIP。但细胞学检查显示有较多淋巴细胞及浆细胞，结合血清IgG4升高，提示本病例应该是Ⅰ型AIP，其病理特点是大量淋巴细胞和IgG4阳性浆细胞浸润。

四、转归与随访

经多学科会诊，考虑患者缺乏胰腺癌证据，AIP可能性大。患者当时无黄疸、腹痛、腹胀等不适，不同意进行针对性治疗，自行出院。此后出现腹部不适时间断口服泼尼松及头孢克肟，每次持续10～15天，具体剂量不详。电话随访1年2个月，未再出现皮肤、巩膜黄染，偶有上腹部不适，尿便正常，体重无明显变化。1年后于当地县医院查血常规及肝功能，自述未见明显异常。

五、诊疗启迪

随着对疾病认识的提高，AIP逐渐出现在临床医生的视野之中，其中局灶型AIP可表现为胰腺局部肿块，AIP有时还可合并胰腺癌，迫切需要鉴别炎性肿块和胰腺癌，避免延误病情及不必要的外科手术。EUS对于AIP诊断具有重要价值，其声像学、弹性成像、造影增强超声内镜（contrast-enhanced endoscopic ultrasonography，CE-EUS）表现，与典型胰腺癌均有所不同，但纤维化明显的肿块与胰腺癌可能有类似的超声造影表现，EUS-FNA未发现肿瘤细胞能够帮助除外胰腺癌的诊断，而获得足够的组织标本还可以进行免疫组化染色（IgG4），有助于诊断AIP并进一步除外胰腺癌。对于AIP患者，糖皮质激素治疗效果很好，可以作为支持诊断的证据之一，初步诊断以后可以试验性治疗并规律随访，对于确证诊断、改善预后非常重要。

（尔丽绵　撰写　姚　方　审校）

参考文献

[1] DITE P, NOVOTNY I, DVORACKOVA J, et al. Pancreatic Solid Focal Lesions: Differential Diagnosis between Autoimmune Pancreatitis and Pancreatic Cancer[J]. Dig Dis, 2019, 37(5): 416-421.

[2] PODDIGHE D. Autoimmune pancreatitis and pancreatic cancer: Epidemiological aspects and immunological considerations[J]. World J Gastroenterol, 2021, 27(25): 3825-3836.

[3] SHIMOSEGAWA T, CHARI S T, FRULLONI L, et al. International consensus diagnostic criteria for autoimmune pancreatitis: guidelines of the International Association of Pancreatology[J]. Pancreas, 2011, 40(3): 352-358.

[4] OKAMOTO A, WATANABE T, KAMATA K，et al. Recent Updates on the Relationship between Cancer and Autoimmune Pancreatitis[J]. Intern Med, 2019, 58(11): 1533-1539.

[5] AGRAWAL S, DARUWALA C, KHURANA J. Distinguishing autoimmune pancreatitis from pancreaticobiliary cancers: current strategy[J]. Ann Surg, 2012, 255(2): 248-258.

[6] BUSCARINI E, DE LISI S, ARCIDIACONO P G, et al. Endoscopic ultrasonography findings in autoimmune pancreatitis[J]. World J Gastroenterol, 2011, 17(16): 2080-2085.

[7] KAMISAWA T, OHARA H, KIM M H, et al. Role of endoscopy in the diagnosis of autoimmune pancreatitis and immunoglobulin G4-related sclerosing cholangitis[J]. Digest Endosc, 2014, 26(5): 627-635.

[8] MORISHIMA T, KAWASHIMA H, OHNO E, et al. Prospective multicenter study on the usefulness of EUS-guided FNA biopsy for the diagnosis of autoimmune pancreatitis[J]. Gastrointest Endosc, 2016, 84(2): 241-248.

[9] ISHIKAWA T, KAWASHIMA H, OHNO E, et al. Usefulness of endoscopic ultrasound-guided fine-needle biopsy for the diagnosis of autoimmune pancreatitis using a 22-gauge Franseen needle: a prospective multicenter study[J]. Endoscopy, 2020, 52(11): 978-985.

病例 2

诊断曲折的胰管多发性占位性病变

一、病史简介

患者，女性，16岁，因"反复上腹部隐痛1年半"入院。

现病史：2017年，患者出现饭后间断上腹部疼痛，多数自行缓解，自服胃药缓解（具体不详），未系统就诊。后上腹部疼痛发作次数逐渐频繁，3个月内体重下降约5kg，后因一次饱餐后呕吐，伴持续性中上腹疼痛，服药不能缓解，到当地医院住院治疗。当地医院检查发现血淀粉酶775U/L。腹部CT：胰头部胰管结石并胰管扩张，胰腺炎合并周围渗出。住院期间经禁食、补液，使用生长抑素、抑酸药等治疗后，血淀粉酶降至正常，腹痛缓解。为明确胰腺炎病因，患者到广东省中医院进一步就诊，于2018年7月13日入院。

既往史：无特殊，否认进食鱼生史，否认吸烟、饮酒史，否认长期服药史。

体格检查：体重36.7kg，身高152cm。无发热，无皮肤及巩膜黄染，全身浅表淋巴结未触及肿大。心律齐，无杂音。双肺呼吸音清。腹平软，无压痛、反跳痛，未扪及包块。双下肢无水肿。直肠指检未及异常。

辅助检查：血、尿淀粉酶，血脂、血糖、血钙，自身免疫血清学全套、IgG4、CRP、ESR，风疹病毒、单纯疱疹病毒1型及2型、弓形虫、巨细胞病毒5项、人类免疫缺陷病毒（HIV）等均正常。广东省中医院行腹部CT平扫+增强提示：胰腺实质未见钙化及异常密度影，胰管全程扩张，以胰头、胰体明显（图2-1）。MRI+磁共振胆胰管成像（magnetic resonance cholangiopancreatography，MRCP）提示胰腺实质未见异常，主胰管渐进性扩张，胰头段内两个类圆形充盈缺损，考虑胰管结石可能（图2-2）。

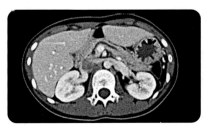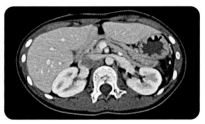

图2-1 腹部增强CT

注：胰管全程扩张。

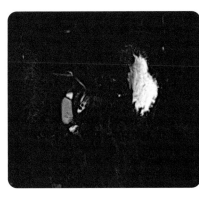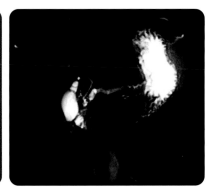

图2-2 MRCP

注：胰管内可见多发充盈缺损。

二、诊疗分析

1. 寻找急性胰腺炎的病因 急性胰腺炎的病因复杂多样，通常可分为以下几个大类，胆胰管阻塞、代谢/毒素因素、创伤、自身免疫性疾病、感染、遗传。

（1）胆胰管阻塞：①胆管阻塞，常见病因为胆管结石、息肉、肿瘤，Oddi括约肌功能障碍，胆管狭窄等。②胰管阻塞，常见病因为胰腺肿瘤、胰腺黏液囊性扩张等。③胰腺先天发育异常，如胰腺分裂和环状胰腺。

（2）代谢/毒素因素：主要包括酒精、高脂血症、高钙血症、药物及中毒等。

（3）创伤：包括胰腺外伤、医源性手术损伤如内镜逆行性胰胆管造影（endoscopic retrograde cholangiopancreatography，ERCP）术后或其他腹部手术误伤胰腺。

（4）自身免疫性疾病：如自身免疫性胰腺炎、干燥综合征、系统性红斑狼疮、结节性多动脉炎等。

（5）感染：如腮腺炎病毒、巨细胞病毒、单纯疱疹病毒、HIV等病毒感染，寄生虫如蛔虫感染。

（6）遗传：较为罕见，多于年轻时发病，多数有2代以上复发性急性胰腺炎家族史。

如果排除上述因素后仍无法确诊，则诊断为特发性急性胰腺炎。

2．第一次EUS检查　结合患者病史、实验室检查及CT、MRI影像学的表现，初步考虑导致急性胰腺炎的病因是胰腺病变，为获得胰腺实质及胰管内病变的更多细节，行EUS。

EUS扫描与解析：使用EUS扇扫镜观察，胰腺实质回声稍增粗，未见实质钙化及明显异常回声影。胰管全程扩张，胰头部、胰体部直径分别约为5.8mm、6.9mm，内可见多个高回声结节，有弱声影，结节部分呈附壁状，部分呈漂浮状（图2-3，视频2-1）。

视频2-1

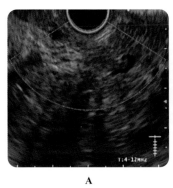
A

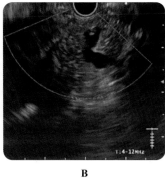
B

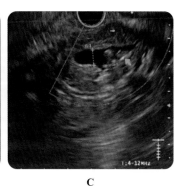
C

图2-3　EUS扇扫镜

注：A.胰体；B.胰颈；C.胰头。

3．行ERCP术　结合CT、MRCP考虑为胰管结石可能，遂行ERCP取石术。

ERCP所见：乳突呈裂隙状（图2-4），未见黏液渗出，选择性胰管插管成功，注入50%碘海醇5ml胰管显影，胰头体部胰管扩张，胰头部最粗直径约10mm，可见一处约4mm的充盈缺损影，以注射器反复回抽胰液，胰液清亮，不黏稠，尾部胰管迂曲狭窄（图2-5），给予球囊拖拉数次，未取出结石，复造影，未见充盈缺损影，考虑黏液栓或气泡像可能，放置7Fr塑料胰管支架。嘱患者3个月后回院复查并拔除胰管支架。收集胰液行液基薄层细胞学检查（thin-prep cytology test，TCT），未见癌细胞。

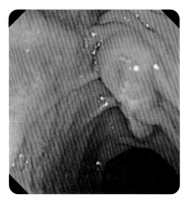

图2-4　ERCP术中

注：可见乳头形态正常，未见黏液渗出。

患者出院后腹痛一直未发作，3个月后患者再次住院，拔除胰管支架。之后复查腹部CT显示胰管扩张较前明显（图2-6）。

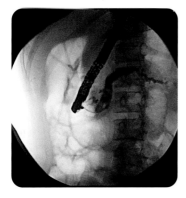

图2-5　ERCP术中造影

注：胰管全程扩张伴充盈缺损。

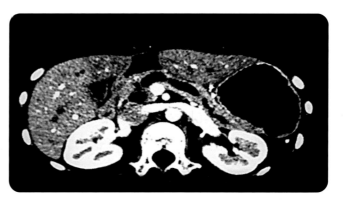

图2-6　3个月后复查腹部CT

注：胰管较前扩张明显。

4. 第二次EUS检查　拔除支架后，患者胰管扩张情况没有改善反而加重，为进一步了解胰管内细节行第二次EUS。

第二次EUS扫描与解析：使用EUS纵扫镜观察，胰腺实质回声稍粗，未见明显占位性病变及钙化。胰管全程扩张，较前明显，内可见大量细碎漂浮物及多个中–高回声附壁结节，有弱声影，进行声诺维造影，可见胰管内附壁结节内有稀疏血管显影，漂浮物不显影（图2-7，视频2-2）。

视频2-2

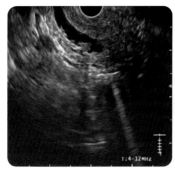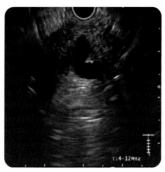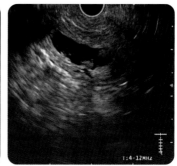

图2-7　第二次EUS检查

注：从左至右依次为胰体、胰颈、胰头。

5. 诊断思路调整　患者为青春期女性，以中上腹痛为首发症状，伴随体重下降，血淀粉酶增高提示胰腺炎，影像学检查提示：主胰管进行性增宽，胰尾部胰管狭窄迂曲，对比增强超声内镜（CE-EUS）显示胰管结节有强化，提示患者可能为胰管肿瘤性病变导致胰腺炎发作。

胰腺导管内肿瘤的鉴别诊断：胰腺导管内肿瘤是指胰腺导管系统内原发并大体可

见（囊性或实性）的上皮性肿瘤，伴有一定程度的导管上皮分化。主要包括胰腺导管内乳头状黏液性肿瘤（intraductal papillary mucinous neoplasm，IPMN）、胰腺导管内管状乳头状肿瘤（intraductal tubulopapillary neoplasm，ITPN）、胰腺导管内乳头状嗜酸性肿瘤（intraductal oncocytic papillary neoplasm，IOPN），还有较罕见的发生于胰管内的胰腺神经内分泌肿瘤及腺泡细胞癌。

上述肿瘤具有如下特点。IPMN：发病年龄跨度较大，高发年龄为60～70岁，男性略多于女性。整个胰腺均可发生。主要特点是导管内产生大量黏液导致胰管扩张成囊状，一般伴有乳头肿胀，甚至呈鱼嘴状张开是其特征性改变。ITPN：日本胰腺病理学家发现有些胰腺导管内肿瘤产黏液很少，因此一类新的导管内肿瘤于1996年被单独提出来。ITPN与IPMN有相同的临床特点与影像学表现，除病理结构有差别外，是否产大量黏液是两者在临床表现上的最大区别。IOPN曾被认为是IPMN的一个亚型，但随着对病理学认识的不断提高，归类存在争议，主要是因为这一类肿瘤乳头状结构复杂，有上皮搭桥，细胞具有丰富的嗜酸性胞质而非产黏液的黏液上皮，而且上皮细胞多有重度异型增生，因此在临床上IOPN很少产黏液，这是与IPMN的一个很大的区别。

6. MDT讨论　我院胰腺疑难疾病多学科协作团队（multi-disciplinary treatment，MDT）中心对此病例进行讨论，大部分专家诊断为胰管占位，肿瘤性病变可能，ITPN或IOPN待排。但在讨论中也有疑点，就是患者的发病年龄较小，虽然ITPN与IOPN的病例报道资料不多，按常理肿瘤性病变较少发生在青少年期，但所有专家认为，年龄不是最主要的诊断依据。最终在权衡利弊并与家属充分沟通后，决定为患者行胰腺探查术。

术中探查情况：胰腺质地僵硬，以胰头为明显，遂行Whipple手术。术后标本解剖见胰腺质硬，主胰管扩张，最大直径约1cm，胰液清亮，可见多个蛋白栓样物质，肉眼见胰头部主胰管内一直径约0.5cm宽基底附壁结节。术后大体病理见主胰管扩张，局灶被覆上皮鳞状上皮化生伴轻度不典型增生，胰管周围见少许慢性炎症细胞浸润，部分胰管内见红色无结构物，并见细菌菌团，抗酸染色阴性。病理诊断：符合慢性胰腺炎合并细菌感染（图2-8）。微生物基因检测可见少量结核分枝杆菌复合群，其浓度未能达到结核的确诊依据，既未能排除结核分枝杆菌感染，也不能排除制片过程中出现污染。故完善γ-干扰素释放试验，结果为阴性。

7. 进一步思考　结合基因检测结果、抗酸染色阴性、γ-干扰素释放试验阴性，临床也未发现其他部位结核感染的症状及证据，考虑结核感染诊断依据不足。此外，从胰腺纤维化的程度，推测患者可能存在较长时间的慢性胰腺炎，对照胰腺炎的病因结合患者年龄，需重点排除遗传性胰腺炎，再次仔细询问患者既往史及家族史，家

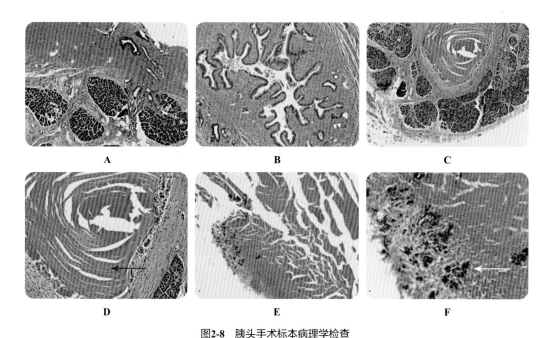

图2-8　胰头手术标本病理学检查

注：均为HE染色；图A、C×40；图B×100，图D、E×200，图F×400；红色箭头为红色无结构物；
白色箭头为细菌菌团。

属提供患者在较小时就经常出现腹痛，均可自行缓解，患者舅舅曾因胰腺炎住院治疗，当时病因不详。故对患者行*PRSS1*、*SPINK1*、*CTRC*和*CFTR* 4个胰腺炎易感基因检测，结果为患者携带*PRSS1*基因c.623G > C（p.G208A）突变和*CTRC*基因c.180C > T（p.g g60g）突变，均为杂合状态。

8. 最终诊断　遗传性胰腺炎（hereditary pancreatitis，HP）。

三、转归与随访

术后1年患者复诊，术后未发作腹痛，查血淀粉酶76U/L，血脂肪酶56U/L，体重44.7kg（比术前增加8kg，身高增长1cm）。

四、文献复习

遗传性胰腺炎（HP）是一种罕见的异质性家族性疾病。1952年，一家三代六口发病首次被描述。本病大多在儿童或青少年时期发病，呈常染色体显性遗传，外显率不完全（80%）。母体遗传模式明显。目前与发病相关的基因至少有14种，最常见的是编码阳离子胰蛋白酶原的7号染色体长臂上的*PRSS1*基因突变，还有*CFTR*、*SPINK1*

和*CTRC*基因。由于新一代基因组测序的应用越来越多，这些基因中的新突变和其他基因中以前未被识别的突变正在被发现。

我国学者分析了1995年1月至2013年3月确诊为HP的22例住院患者的临床情况，其主要临床特征是急性腹痛（发作急性胰腺炎）、慢性腹痛、脂肪泻与体重下降。主要的影像学异常是胰腺钙化，其次是单纯胰管扩张，胰管扩张及狭窄并存，胰腺囊性病变、胰腺发育不良也可见。

关于HP的诊断思路，以下两点最重要：①胰腺炎发作的家族史或亲属有HP病史。家族史指的是2个一级亲属或3个以上二级亲属中诊断出复发的急性或慢性胰腺炎。②儿童及青年不明原因胰腺炎（年龄＜25岁）。

HP在预防措施、医疗管理、内镜和手术干预方面与其他慢性胰腺炎相似，但HP比普通胰腺炎更早、更容易发生胰腺癌，而HP患者胰腺癌的累积风险在70岁之前为40%，但在50岁之前相对较低，因此HP患者的胰腺癌监测应从50岁开始或家族中最早的胰腺癌发病年龄减10岁，而监测癌变的主要手段推荐EUS及MRI。

五、诊疗启迪

本病例以慢性腹痛急性发作入院，胰腺炎诊断明确，寻找胰腺炎的病因过程几经波折，最终确诊为HP。笔者认为以下几点对读者日后工作会有所启发：①对于年轻的胰腺炎患者（年龄＜25岁），无论有无胰腺炎的常见病因，在询问家族史中都需要更仔细，特别是在需要进行创伤性治疗前，即使没有明确家族史，行HP的相关基因检测是必要的。②在寻找胰腺炎病因的过程中，EUS能近距离观察细节，起到非常重要的作用，有条件的单位应该常规开展。③本病例在诊断过程中存在不足，如在临床证据有疑问时，若对胰管病灶进行进一步检查（如使用spyglass、细胞内镜等），可能会改变治疗方案。第二次EUS进行超声造影显示胰管内结节有弱强化，是否与ERCP术后胰管上皮改变有关不得而知，如果在第一次EUS时能完善CE-EUS，问题可能会得到解答。CE-EUS对鉴别肿瘤性与非肿瘤性病变有一定的价值，特别是区分结节和蛋白栓/结石有较好的应用价值。本病例也因为对CE-EUS的误判而推动治疗方案的更改，这些都提醒我们，EUS医生除了需要掌握稳定的内镜操作技巧，锻炼全面的临床思维与积累经验也是非常重要的，这也是我们报道该病例的主要目的。

（欧阳博文　撰写　王晓艳　审校）

参考文献

[1] FORSMARK C E, VEGE S S, WILCOX C M. Acute Pancreatitis[J]. N Engl J Med, 2016, 375(20): 1972-1981.

[2] DA SILVA S, ROCHA M, PINTO-DE-SOUSA J. Acute Pancreatitis Etiology Investigation: A workup Algorithm Proposal[J]. GE Port J Gastroenterol, 2017, 24(3): 129-136.

[3] 赵玉沛，曾宪九. 胰腺病学[M]. 北京：人民卫生出版社，2018.

[4] SUDA K, HIRAI S, MATSUMOTO Y, et al. Variant of intraductal carcinoma (with scant mucin production) is of main pancreatic duct origin: a clinicopathological study of four patients[J]. Am J Gastroenterol, 1996, 91(4): 798-800.

[5] 常晓燕，陈杰. 胰腺导管内肿瘤的病理学诊断[J]. 中华病理学杂志，2016，45（3）：201-204.

[6] DYRLA P, NOWAK T, GIL J. Hereditary pancreatitis[J]. Pol Merkur Lekarski, 2016, 40(236): 113-116.

[7] SUN X T, HU L H, XIA T, et al. Clinical Featuresand Endoscopic Treatment of Chinese Patients with Hereditary Pancreatitis[J]. Pancreas, 2015, 44(1): 59-63.

[8] RAPHAEL K L, WILLINGHAM F F. Hereditary pancreatitis: current perspectives[J]. Clin Exp Gastroenterol, 2016, 9: 197-207.

病例 3

反复右上腹痛——胰腺癌导致急性胰腺炎

一、病史简介

患者，男性，35岁，因"反复右上腹痛2月余"入院。

现病史：患者于2个月前进油腻食物后出现右上腹痛，无恶心、呕吐、腹泻等，就诊于当地医院行B超及血淀粉酶等检查，诊断为急性胰腺炎，给予对症治疗后好转出院。1个月前无明显诱因再次出现右上腹痛，外院腹部CT平扫提示胰腺弥漫性增大，密度减低，胰周少量渗出（图3-1）；MRCP提示：胰周囊肿形成，胰颈部胰管不显影，胰尾部胰管扩张，胰颈部占位待排（图3-2）。患者外院行ERCP治疗，导丝未探及胰尾部，放置胰管支架，症状无缓解。为求进步一诊治，第四军医大学西京医院门诊以"急性胰腺炎，胰腺占位待排"收住院。

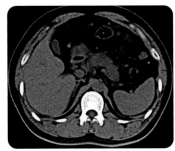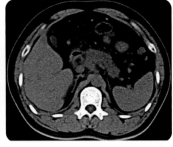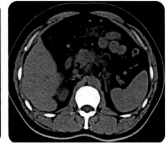

图3-1 外院腹部CT平扫

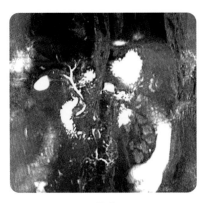

图3-2 外院MRCP

既往史：既往体健，无高血压、糖尿病等慢性病病史，无手术、外伤史，无食物、药物过敏史等。

个人史：饮酒史10余年，每周饮酒3～4次，每次量约400g，不吸烟。

体格检查：生命体征平稳。上腹部压痛，无反跳痛，肝、脾肋下未触及。余无特殊。

实验室检查：血常规示WBC 7.8×10^9/L，NEUT% 83.1%，HGB 130g/L；肝生化：ALT 28U/L，AST 34U/L，ALP 134U/L，GGT 82U/L；血淀粉酶189U/L，血脂肪酶237U/L；血脂正常；肿瘤标志物：AFP、CEA正常，CA19-9 92U/ml。

影像学检查：腹部增强CT示胰颈部异常乏血供病灶，包绕腹腔干，恶性待排，胰周囊肿形成（图3-3）。影像诊断：急性胰腺炎，恶性肿瘤待排。

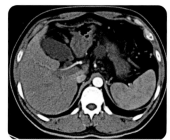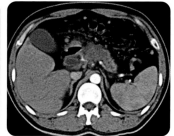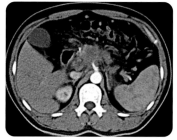

图3-3　腹部增强CT

二、影像解析

患者入院后行EUS（视频3-1～视频3-3，图3-4），提示胰胃间隙可见囊肿形成，大小约2.2cm×2.2cm，内部液区清亮，胰尾部胰管扩张，宽3.4mm，胰颈部邻近囊肿可见低回声实性病灶，大小2.0cm×2.5cm，边缘毛糙，多普勒显示乏血供，病变包绕腹腔干及脾动脉，肝门部可见肿大淋巴结。为进一步明确占位性质，遂行EUS-FNA（图3-4）：Cook 22G procore针穿刺胰颈部占位，采用缓慢提拉进行扇面穿刺，共3针，每针约20次抽提。穿刺物可见组织条，分别送组织病理学、TCT和细胞学涂片检查。

视频3-1　　　　视频3-2　　　　视频3-3

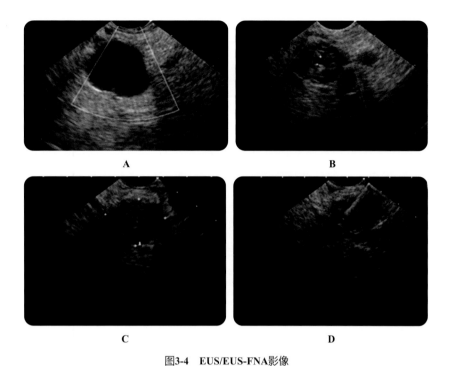

图3-4　EUS/EUS-FNA影像

注：A.胰腺假性囊肿形成；B.胰尾部胰管扩张；C.胰颈部低回声占位；D.EUS-FNA。

三、诊疗分析

患者胰腺占位EUS-FNA结果回报：查见异型腺上皮细胞，倾向于中-高分化腺癌，DNA定量检测，可见倍体异常的细胞（图3-5）。遂诊断为胰腺导管腺癌。患者肿瘤不可切除，行FOLFIRINOX化疗。

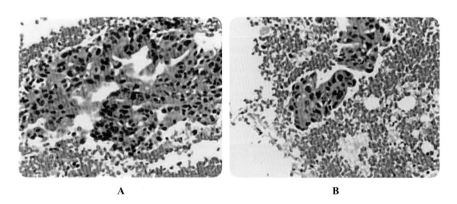

图3-5　EUS-FNA标本组织病理学（A）及细胞学涂片（B）检查

四、转归与随访

患者出院后每2个月随访一次，随访6个月结果显示肿瘤稳定，未发生进展及远处转移。

五、诊疗启迪

本例胰腺癌患者以急性胰腺炎为首发症状，初次CT平扫未提示胰腺占位，但仔细阅读CT影像则可发现胰颈部存在异常。1个月后的增强CT则明确提示胰腺占位，并且存在血管侵犯。此例患者最终通过EUS-FNA确诊。患者因肿瘤侵犯腹腔干，失去手术机会。如果首次就诊就行EUS检查有可能更早发现胰腺占位。此病例提示对于急性胰腺炎患者，在胰腺炎发病短期内进行随访具有重要意义。

六、文献复习

急性胰腺炎中有10%～30%初始评估找不到明确病因，这种情况称为特发性急性胰腺炎（idiopathic acute pancreatitis，IAP），而胰腺肿瘤是IAP的潜在原因之一。对于急性胰腺炎的病因鉴别，胰腺肿瘤是必须考虑的一个诊断。多项大规模病例对照研究提示，急性胰腺炎与胰腺癌密切相关。美国退伍军人事务部（United States Department of Veterans Affairs）一项包括2639例胰腺癌患者和7774例对照病例的研究显示，胰腺炎患者1年内诊断胰腺癌的风险比为2.31，3年内的风险比为2.14，7年后的风险比为2.04。英国的一项包括6000例急性胰腺炎患者的匹配病例对照研究也提示胰腺癌与急性胰腺炎密切相关。瑞典一项包括49 749例急性胰腺炎患者和138 750例对照患者的研究显示，急性胰腺炎患者胰腺炎后2个月内发现胰腺癌的风险比高达172.84，随着时间延长风险比逐渐降低，10年后风险比与无急性胰腺炎病史患者相当。最近，丹麦一项包括41 669例急性胰腺炎患者和208 340例对照患者的研究显示，在调整饮酒、吸烟等因素并进行年龄、性别匹配后，急性胰腺炎患者仍具有更高的胰腺癌风险。包括11项研究的荟萃分析显示，急性胰腺炎患者10年随访时间内发现胰腺癌风险显著升高，其中5项前瞻性研究的荟萃分析显示急性胰腺炎患者胰腺癌的风险比为7.81。瑞典和我国台湾地区的病例对照研究均显示，急性胰腺炎患者短期内（2～3个月）确诊胰腺癌的风险显著升高，随着时间延长风险逐渐降低。一项来自丹麦和美国的50 074例胰腺癌患者的病例对照研究显示，急性胰腺炎发作后3个月内确诊的胰腺癌患者分期更早，手术切除率更高，这提示急性胰腺炎可能是胰腺癌的早期症状。

　　急性胰腺炎与胰腺癌的相关性有多种可能的机制。一方面，急性胰腺炎与胰腺癌的风险因素相关，如饮酒和吸烟既是胰腺癌的风险因素，也是急性胰腺炎的风险因素；另一方面，反复发作的急性胰腺炎所致胰腺炎症，可能会促进胰腺癌相关的基因突变发生。但是目前最被认可的解释是，胰腺癌可能导致胰管或胆管梗阻，引起急性胰腺炎，急性胰腺炎是未被诊断的胰腺癌的首发症状。对于未明确病因的IAP，EUS有可能提供额外的诊断信息。对于直径＜2.5cm的胰腺或者胆管肿瘤，EUS的诊断准确率优于CT，研究报道EUS的阴性预测值可达100%。对于初发性IAP，EUS的诊断效能与ERCP相当，但是并发症更少。有研究比较了EUS和MRCP在IAP诊断中的效能，结果显示EUS的诊断率高于MRCP。一项随访超过10年的前瞻性研究显示，EUS是评估IAP的有效微创手段。EUS对于初发性和复发性IAP的诊断效能无明显差别。因此，对于初发性急性胰腺炎或复发性急性胰腺炎，EUS均可能提供更多的诊断信息。

　　对于急性胰腺炎患者短期内的密切随访非常重要，有可能发现未被诊断的胰腺癌。胰腺炎时胰腺水肿、坏死可能会掩盖胰腺癌的占位表现。EUS和EUS-FNA对于早期胰腺炎及小胰腺癌具有很高的灵敏度。一项研究显示565例CT或MRI检查阴性的胰腺炎患者中，30例患者经EUS-FNA发现胰腺癌，确诊率为5.3%，且多数患者为Ⅰ～Ⅱ期胰腺癌。因此，对于急性胰腺炎患者发病2～3个月进行EUS随访具有重要的临床意义，有可能发现其他影像学不能确定的胰腺癌。

（郭长存　撰写　丁　震　吴　晰　审校）

参考文献

[1] BANSAL P, SONNENBERG A. Pancreatitis is a risk factor for pancreatic cancer[J]. Gastroenterology, 1995, 109(1): 247-251.

[2] GOLDACRE M J, WOTTON C J, YEATES D, et al. Liver cirrhosis, other liver diseases, pancreatitis and subsequent cancer: record linkage study[J]. Eur J Gastroenterol Hepatol, 2008, 20(5): 384-392.

[3] SADR-AZODI O, OSKARSSON V, DISCACCIATI A, et al. Pancreatic Cancer Following Acute Pancreatitis: A Population-based Matched Cohort Study[J]. Am J Gastroenterol, 2018, 113(11): 1711-1719.

[4] KIRKEGARD J, CRONIN-FENTON D, HEIDE-JORGENSEN U, et al. Acute Pancreatitis and Pancreatic Cancer Risk: A Nationwide Matched-Cohort Study in Denmark[J]. Gastroenterology, 2018, 154(6): 1729-1736.

[5] LIU J, WANG Y, YU Y. Meta-analysis reveals an association between acute pancreatitis and the risk of pancreatic cancer[J]. World J Clin Cases, 2020, 8(19): 4416-4430.

[6] LAI S W, LINC L, CHANG OU K C, et al. Association between acute pancreatitis and pancreatic

cancer[J]. Eur J Gastroenterol Hepatol, 2019, 31(7): 896-897.

[7] KIRKEGARD J, GABER C, LUND J L, et al. Acute pancreatitis as an early marker of pancreatic cancer and cancer stage, treatment, and prognosis[J]. Cancer Epidemiol, 2020, 64: 101647.

[8] BARTELL N, BITTNER K, VETTER M S, et al. Role of Endoscopic Ultrasound in Detecting Pancreatic Cancer Missed on Cross-Sectional Imaging in Patients Presenting with Pancreatitis: A Retrospective Review[J]. Dig Dis Sci, 2019, 64(12): 3623-3629.

[9] WILCOX C M, SEAY T, KIM H, et al. Prospective Endoscopic Ultrasound-Based Approach to the Evaluation of Idiopathic Pancreatitis: Causes, Response to Therapy, and Long-term Outcome[J]. Am J Gastroenterol, 2016, 111(9): 1339-1348.

病例 4

胰腺体尾部巨大囊实性肿瘤
——罕见类型胰腺未分化癌

一、病史简介

患者，男性，70岁，因"阵发性中上腹痛1月余"入院。

现病史：患者1月余前无明显诱因出现中上腹痛，为阵发性隐痛，伴腹胀、食欲减退，无腰背部放射痛，无发热，无恶心、呕吐，无黑便、腹泻，无尿色加深。外院上腹部CT平扫发现胰腺体尾部巨大囊实性占位。

既往史：否认糖尿病史，否认急、慢性胰腺炎病史，否认大量饮酒史。

体格检查：消瘦面容，精神可，皮肤、巩膜无黄染。全身浅表淋巴结未及肿大。心律齐，无杂音。双肺呼吸音粗，未闻及干、湿啰音。腹平软，无明显压痛，无反跳痛，未扪及腹部包块，移动性浊音阴性。双下肢无水肿。

实验室检查：肝功能示Alb 32g/L，余正常。IgG4正常。肿瘤标志物：CEA 5.44ng/ml，CA125 217.5U/ml，NSE 18.07ng/ml，SCC 17.9ng/ml，细胞角蛋白192.65ng/ml，CA724 23.52U/ml，CA19-9 7.3U/ml，AFP 2.26ng/ml。

二、影像解析

1. 上腹部增强CT 胰腺体尾部可见巨大囊实性占位（8.4cm×6.6cm），形态不规则，边界不清，增强后不均匀强化，侵犯脾动静脉，病灶累及胃窦部（图4-1）。

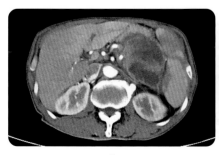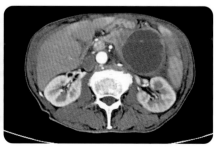

A   B

图4-1 上腹部CT

病灶对周围脏器和血管呈侵袭性生长的恶性生物学行为，首先怀疑为恶性占位，为进一步明确病灶性质，行EUS检查。

2．EUS影像解析

（1）EUS纵扫：于胰尾部见一巨大肿块，所见最大截面长径约7.06cm（图4-2A）。动态观察可见病灶内部呈不均匀回声，有低回声区、液性无回声区及中央部分偏高回声区，边界不清，与胃壁浆膜层分界不清，提示侵犯胃壁。腹腔干未受累（视频4-1）。靠近脾门的区域可见病灶侵犯脾动静脉，脾门处脾血管迂曲扩张（图4-2B）。从病灶向胰腺颈体部扫查，胰腺颈体部实质回声正常，胰管无明显扩张（图4-2C），病灶与正常胰腺实质之间无明显边界（图4-2D）。EUS弹性成像（EUS-elastography，E-EUS）发现病灶内部回声混杂区域，弹性成像显示蓝绿相间，无法提供有价值的信息（图4-3）。

视频4-1

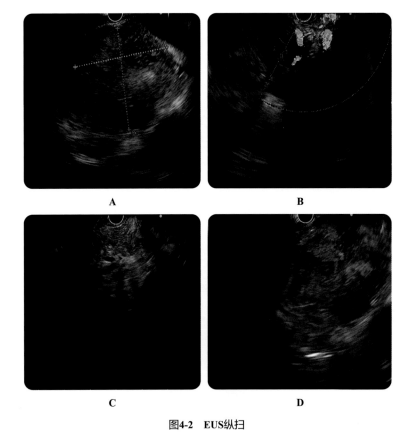

图4-2 EUS纵扫

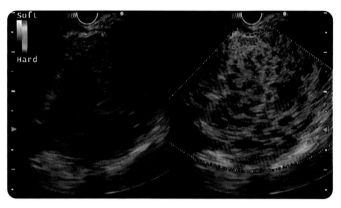

图4-3　EUS弹性成像

（2）造影增强EUS（CE-EUS）：选择典型部位后注射 2.5ml声诺维，原本回声较混杂的病灶只有右上方的低回声区域出现血流灌注，并且在动脉期就出现渐进性增强，甚至到静脉期仍有较明显的强化，提示病灶的血供较丰富。而病灶的其他区域则完全无血流信号，提示可能全部为坏

视频4-2　　　视频4-3

死液化区。在病灶的另一截面进行对比增强后，也显示仅病灶的一小部分强化（视频 4-2、视频4-3）。

综合EUS、E-EUS及CE-EUS信息可以得到以下结论：①胰腺体尾部巨大囊实性病灶，内部呈不均匀混杂回声，大部分区域无血流灌注，考虑为液化坏死及出血。仅残留少量实性成分呈渐进性增强模式，提示有较丰富的血流灌注。②病灶与正常胰腺边界不清。③病灶侵犯脾血管与胃壁。

三、诊疗分析

通过EUS并结合CT信息，基本肯定胰腺尾部囊实性病变为胰腺恶性肿瘤。主要考虑以下可能。

1. 胰腺导管癌　尽管胰腺导管腺癌（pancreatic ductal adenocarcinoma，PDAC）是最常见的胰腺恶性肿瘤，但诊断的PDAC多体积较小，本例中如此巨大的病灶不常见，且PDAC病灶内较多间质，一般表现乏血供，与本例中实性成分的渐进性增强模式不符。

2. 胰腺腺泡细胞癌　胰腺腺泡细胞癌（acinic cell carcinoma of the pancreas，ACCP）好发于胰腺体尾部，瘤体大，常伴坏死，肿瘤细胞团中具有丰富的纤细的微血管，增强扫描多呈轻度不均匀渐进性强化，但低于周边正常胰腺实质，这些特征与本例病灶特征基本相符，因此需考虑该诊断。

3．神经内分泌肿瘤 神经内分泌肿瘤（neuroendocrine neoplasm，NEN）血供丰富，实性成分动脉期大多明显强化并高于正常胰腺组织。无功能性者可表现为体积较大，但囊变、坏死区一般较大，且通常位于病灶中央。

4．实性假乳头状瘤 实性假乳头状瘤（solid pseudopapillary neoplasm，SPN）好发于年轻女性，有强化包膜，囊变区与实性成分之间分界清晰，实性成分呈渐进性延迟强化，但一般不表现为恶性生物学行为。

5．胰腺导管内乳头状黏液腺癌 由于病灶本身分泌黏液，病灶下游胰管一般有扩张。此病例中病灶下游胰颈部的胰管无扩张，不支持诊断。

6．胰腺黏液性囊腺癌 一般见于女性，少数病例随着病灶增大可发现恶变。此病例不能完全除外。

7．胰腺淋巴瘤 罕见，绝大多数是非霍奇金淋巴瘤，好发于中老年男性。可呈弥漫性胰腺增大，增强后病灶轻度强化，伴胰周淋巴结肿大，质地软，无明显胰管受侵犯表现。肿瘤内部大面积坏死及出血少见。

为明确病灶性质，行超声内镜引导细针穿刺抽吸术（EUS-FNA），因病灶中有大量液化坏死区域，为保证穿刺获得足够有效的标本量，通过CE-EUS引导，在血供较丰富的实性成分处行FNA（Cook3-22G穿刺针，10ml负压）（图4-4），获得标本的细胞学及病理学检查均考虑为腺癌。

这例在影像学中表现为巨大瘤体，内部大量坏死，残留富血供实性成分的胰腺肿瘤真的是传统意义上的胰腺导管腺癌吗？

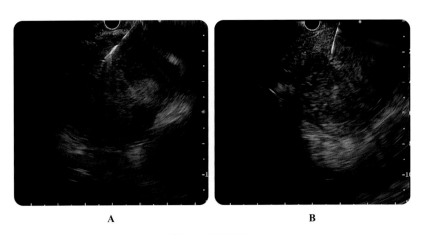

A   B

图4-4　EUS-FNA

四、转归与最终诊断

对患者进行全身评估后，未发现远处转移，考虑局部可切除，最终行胰体尾+脾切除术。

手术的大体标本切面见一边界欠清的囊实性肿物，大小为10.8cm×7.4cm×6.5cm，囊内含血性坏死物，实性区切面灰白、质稍硬（图4-5）。

手术切除标本的病理学检查见肿瘤主要由两种成分构成，一种为中-低分化导管腺癌，约占60%；另一种为分化较差弥漫浸润的多形性癌细胞，并见破骨细胞样多核巨细胞，约占40%（图4-6）。因此该患者的最终诊断为伴导管腺癌和破骨细胞样巨细胞的胰腺未分化癌。

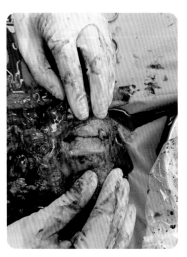

图4-5　手术大体标本

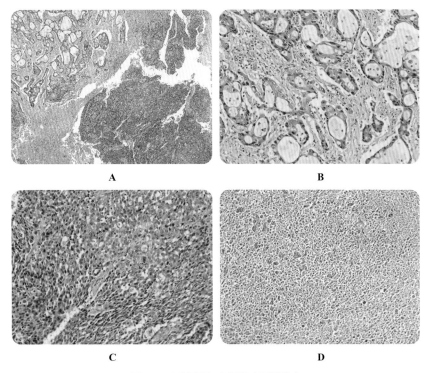

图4-6　手术切除标本组织病理学检查

注：A. 左上方为中-低分化的导管腺癌，占60%，右下方是分化差的多形性癌细胞，提示是未分化癌，占40%；B. 图A左上方高倍镜下表现，可见腺管结构和异型细胞，提示为中-低分化，特征是内部较多间质，符合传统PDAC的特点；C. 图A右下方高倍镜下表现，可见单核或双核的多形性癌细胞，内部可见散在的破骨细胞样多核巨细胞，内部间质少，肿瘤细胞间的黏附性差；D. 清晰显示多核破骨细胞样巨细胞。

五、文献复习

胰腺伴破骨细胞样巨细胞（osteoclast-like giant cell，UOC）未分化癌是一种罕见的胰腺外分泌恶性肿瘤，在胰腺恶性肿瘤中占比不足1%。瘤体一般较大，直径为2～25cm，平均为9cm。肿块多由充满出血性坏死的多房囊性肿瘤组成，少量由实性成分组成。较其他胰腺肿瘤存在更广泛坏死、出血，甚至类骨质形成。

UOC发病率在男女之间无差异，一般发病年龄在60岁左右。肿瘤好发于胰腺体尾部，其次为胰头部，多呈实性或囊实性，瘤体较大，常伴出血及坏死。患者常以腹痛、腹胀、乏力、体重下降就诊，发生于胰头者则可出现进行性黄疸、十二指肠梗阻及消化道出血等症状。与PDAC相比，UOC的肿瘤标志物，特别是CEA和CA19-9水平往往呈现不明显升高或在正常范围内。虽然UOC预后较差，但优于PDAC和多形性巨细胞瘤。UOC伴发PDAC的比例约为75%，单纯UOC患者较UOC伴发PDAC者总生存期长。有研究结果显示，高龄、男性、肿瘤瘤体较小、淋巴结转移和伴有PDAC成分是UOC患者生存率较低的预后因素。

UOC以多形性癌细胞弥漫浸润为主要表现，其间散布大小不等的破骨细胞样巨细胞。多形性癌细胞呈卵圆形、梭形及多角形，单核或多核，异型性明显，常见嗜酸性核仁及核分裂象。癌组织中散布的破骨细胞样巨细胞没有核异型性，其间叶性标志物表达阳性，而上皮性标志物表达阴性，无K-RAS及p53的突变，目前研究认为其可能为反应性多核巨细胞，而非肿瘤成分。多形性癌细胞起源于上皮，所以将UOC归为胰腺导管腺癌的一种罕见亚型。UOC有多向分化的特征，可单独发生，也可伴随胰腺导管腺癌或黏液性囊腺癌或导管内乳头状黏液腺癌。

UOC因病灶内间质少，血供丰富，典型的UOC在CT和MRI的影像中可以观察到在动脉期有明显增强，门静脉期持续强化的不规则实性和囊实性团块。与PDAC相对均匀的低回声表现相反，EUS下UOC倾向于明显异质性，同一病灶内有高、低、无回声区，其形态多不规则，边界不清，胰管扩张不明显。对于发生大量囊性变的病灶，CE-EUS可帮助引导精准穿刺，获得足够量的有效标本。

（龚婷婷　撰写　陈洪潭　姚　方　审校）

参考文献

◆◇◆

[1] REID M D, MURAKI T, HOOKIM K, et al. Cytologic features and clinical implications of undifferentiated carcinoma with osteoclasticgiantcells of the pancreas: an analysis of 15 cases[J].

Cancer Cytopathol, 2017, 125(7): 563-575.

[2] SAKHI R, HAMZA A, KHURRAM M S, et al. Undifferentiated carcinoma of the pancreas with osteoclast-like giant cells reported in an asymptomatic patient: a rare case and literature review[J]. Autops Case Rep, 2017, 7(4): 51-57.

[3] 孙广明, 孔瑞, 杨士凤, 等. 合并破骨细胞样巨细胞的胰腺未分化癌诊治的研究进展[J]. 中华外科杂志, 2018, 56（7）: 548-550.

[4] SHAH A, KHURANA T, FREID L, et al. Undifferentiated carcinoma with osteoclast-like giant cells of the pancreas in a patient with new diagnosis of follicular non- Hodgkin's lymphoma[J]. ACG Case Rep J, 2014, 1(2): 109-111.

[5] KOBAYASHI S, NAKANO H, OOIKE N, et al. Long-term survivor of a resected undifferentiated pancreatic carcinoma with osteoclast-like giant cells wo under went a second curative resection: a case report and review of the literature[J]. Oncol Lett, 2014, 8(4): 1499-1504.

[6] SAKAI Y, KUPELIOGLU A A, YANAGISAWA A, et al. Origin of giant cells in osteoclast-like giant cell tumors of the pancreas[J]. Hum Pathol, 2000, 31(10): 1223-1229.

[7] 邓露露, 张允硕, 蒋慧, 等. 伴有破骨细胞样巨细胞的胰腺未分化癌病理特征[J]. 中华胰腺病杂志, 2019（1）: 20-24.

[8] JO S. Huge undifferentiated carcinoma of the pancreas with osteoclast-like giant cells[J]. World J Gastroenterol, 2014, 20(10): 2725-2730.

[9] GEORGIOU G K, BALASI E, SIOZOPOULOU V, et al. Undifferentiated carcinoma of the head of pancreas with osteoclast-like giant cells presenting as a symptomatic cystic mass, following acute pancreatitis: case report and review of the literature[J]. Int J Surg Case Rep, 2016, 19: 106-108.

[10] YANG K Y, CHOI J I, CHOI M H, et al. Magnetic resonance imaging findings of undifferentiated carcinoma with osteoclast-like giant cells of pancreas[J]. Clin Imaging, 2016, 40(1): 148-151.

病例 5

揭开蜂巢的秘密：胰腺头部囊性病变

一、病史简介

患者，女性，60岁。因"体检发现胰腺病变5年"入院。

现病史：患者2015年查体时B超发现胰头部囊性病变，大小约1.5cm。无不适。定期随访。2020年5月MRCP显示：胰头部囊性占位，大小为2.6cm×3.1cm，病变内多发分隔，考虑胰腺导管内乳头状黏液性肿瘤（IPMN）或囊腺瘤可能。因病变增大，为进一步诊治入院。

既往史：既往左侧乳腺结节切除病史，病理不详。无胰腺炎发作、无腹部外伤史。

家族史：无特殊。

体格检查：无特殊。

实验室检查：血常规、尿常规、便常规、生化及胰腺功能正常，肿瘤标志物正常。

二、影像解析

腹部MRI、CT和MRCP（图5-1）发现胰头部囊性病变，直径约3.0cm，有分隔，与主胰管紧邻。

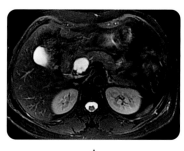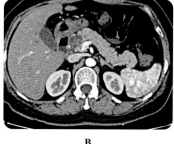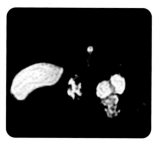

A   B   C

图5-1 腹部影像学检查

注：A.MRI可见胰腺头部一大小约3.0cm的囊性病变，囊内可见分隔，病变局部与主胰管紧邻，余胰腺实质未见异常；B.CT可见胰头部一低密度病变，局部可见密度不均的线状分隔，囊壁及分隔未见钙化；C.MRCP可见主胰管在胰头部与囊性病变紧贴，无法判断二者是否相通。

EUS（图5-2）：囊性病变呈薄壁，多发分隔，有蜂巢样结构，多普勒显示内有丰富血流信号。反复追踪扫描，病灶不与胰管相通。CE-EUS可见蜂巢样结构高强化（图5-3）。同时，内镜下观察十二指肠乳头形态正常，未见"鱼眼征"（图5-4）。

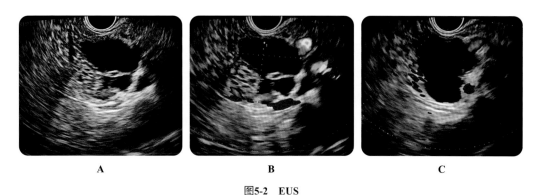

A　　　　　　　　　**B**　　　　　　　　　**C**

图5-2　EUS

注：A.病变囊内可见多发分隔，截面成蜂巢样改变；B.多普勒下蜂巢样结构内可见血流信号；
C.病变的另一个截面内未见蜂巢样结构。

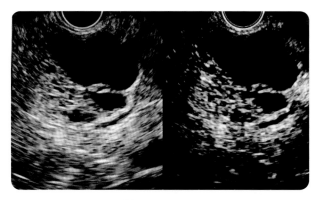

图5-3　CE-EUS

注：可见蜂巢样结构内高增强回声。

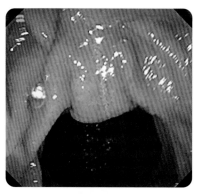

图5-4　内镜

注：十二指肠乳头形态正常，
未见"鱼眼征"。

三、诊疗分析

胰头部囊性病变，增长缓慢，内部有分隔。既往无胰腺炎和腹部外伤史，胰腺实质未见钙化、萎缩，胰管形态正常，初步排除胰腺假性囊肿（pancreatic pseudocyst，PP）。下一步的鉴别诊断集中在几种不同类型的胰腺囊性肿瘤（pancreatic cystic neoplasm，PCN）。浆液性囊腺瘤（serous cystic neoplasm，SCN）、黏液性囊腺瘤（mucinous cystic neoplasm，MCN）和IPMN是常见的PCN类型，三者占比达90%。IPMN与胰管相通，而SCN和MCN不与胰管相通。该病变大小近3cm，有增大趋势，与胰管关系不确定，因此需要进一步检查。EUS证实为胰头蜂巢样囊性病变，与主胰管不相通，十二指肠乳头"鱼眼征"阴性，排除IPMN；囊内富血供蜂巢样结构，为SCN相对特征性改变，但少数囊性变的胰腺神经内分泌肿瘤（NEN）可有类似表现，而NEN属于肿瘤性病变，原则上以外科手术治疗为主，因此需进一步检查除外NEN，可以进行EUS-FNA、囊内镜及囊壁活检。

后续囊内镜及囊壁活检操作，穿刺首选19G穿刺针进行，抽取囊液观察其颜色、黏稠度和透明度，并送检CEA、淀粉酶和细胞学检查；之后将光纤经19G穿刺针送入囊内，行囊内镜直接观察囊内结构特点（图5-5，视频5-1）。囊内镜检查前，若抽吸的囊液清亮、不黏稠，则可直接进镜观察；若囊液色深（如褐色、黑色或暗红色）、不透明或黏稠，则需先用生理盐水进行盥洗，直至囊液清亮后再行囊内镜观察。囊内镜观察时重点观察囊液的颜色、囊液内是否有沉积物和坏死物、囊内是否有分隔和子囊、囊壁是否有结节样隆起和鱼卵样结构、囊壁血管纹理是否清晰。囊内镜检查后插入经针道活检钳（through the needle biopsy，TTNB）进行囊壁活检（图5-6）。EUS下获取PCN活检组织的方法有细针直接穿刺囊壁或囊内壁结节、分隔（FNA），或者TTNB。与TTNB相比，FNA与外科术后病理的一致率低，荟萃分析显示TTNB和FNA诊断PCN的准确率分别为82.3%和26.8%。

视频5-1

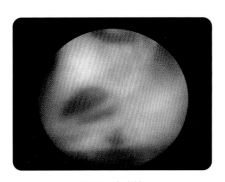

图5-5 囊内镜
注：见囊内有多发的子囊和嵴样结构，
囊壁光滑，血管纹理清晰。

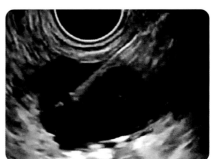

图5-6 囊壁活检

本例病变囊内镜检查时可见囊内有多发子囊和嵴样结构，囊壁光滑，血管纹理清晰。囊液分析结果如下：CEA 0.2μg/L，淀粉酶36.0U/L；TCT检查可见立方上皮细胞（图5-7），囊壁活检组织病理学检查可见立方上皮细胞的排列（图5-8）。

经过囊内镜检查基本确定SCN诊断。超声所见蜂巢样结构，正是囊内镜下的多发子囊。而囊性变的NEN，在囊内镜下看不到分隔与子囊。

囊液CEA检测对PCN性质判定有辅助作用：CEA＞192ng/L时诊断为黏液性囊腺瘤

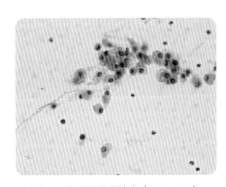

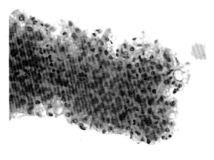

图5-7　囊液细胞学检查（HE×400）　　　　图5-8　囊壁组织病理学检查（HE×400）

注：可见立方上皮细胞。　　　　　　　　　注：见立方上皮细胞排列。

的灵敏度和特异度为75%和84%；CEA＜5ng/L，诊断为非黏液性囊腺瘤的灵敏度和特异度为50%和95%。囊液淀粉酶在SCN＜250U/L，而IPMN和胰腺假性囊肿＞5000U/L；MCN变化范围很大。囊液分析及细胞学和病理学检查结果也符合SCN诊断。

四、转归与随访

患者于2020年8月行胰腺SCN的EUS引导聚桂醇消融术，2021年4月术后随访时病变明显缩小，大小为1.1cm×1.2cm，目前仍在进一步随访中。

五、诊疗启迪

胰腺囊性病变，尤其不同类型胰腺囊性肿瘤的鉴别诊断非常重要，其癌变率不同，治疗随访方案迥异。SCN癌变率最低，约为2%，诊断明确后多采取定期随访观察；MCN和IPMN癌变率为SCN的10倍以上，确诊后应采取更加积极的治疗随访策略。本例所见的蜂巢样结构多见于SCN，亦见于NEN。对于蜂巢样的胰腺囊性病变，通过囊液分析、囊液细胞学、囊壁组织病理学及囊内镜手段确诊，制订个体化治疗方案。

与B超、CT和MRI相比，EUS在PCN诊断中优势明显：能够清晰地显示细微结构，判断与胰管的交通、囊内是否有实性成分、囊内分隔及囊壁厚度等信息。CE-EUS还能够通过血流信号鉴别黏液、坏死物和新生物。除了提供影像学检查外，EUS还能穿刺进行囊液分析、获取细胞病理学诊断。此外，囊内镜对PCN的鉴别也是一种有用的可选方法。综合运用EUS相关技术，对精准诊断PCN至关重要。精确诊断为精准治疗提供基础。

（李惠凯　撰写　吴　晰　审校）

参考文献

[1] 令狐恩强，李惠凯. 胰腺囊性肿瘤的超声内镜诊断和治疗[J]. 中国实用内科杂志，2021，41（5）：378-381.

[2] VAALAVUO Y, SIIKI A, ANTILA A, et al. The European evidence-based guidelines on pancreatic cystic neoplasms (PCN) in clinical practice: The development of relative and absolute indications for surgery during prospective IPMN surveillance[J]. Pancreatology, 2020, 20(7): 1393-1398.

[3] TEOH A Y, SEO D W, BRUGGE W, et al. Position statement on EUS-guided ablation of pancreatic cystic neoplasms from an international expert panel[J]. Endosc Int Open, 2019, 7(9): E1064-E1077.

[4] 《中华胰腺病杂志》编辑委员会. 我国胰腺囊性肿瘤共识意见（草案2013，上海）[J]. 中华胰腺病杂志，2013，13（2）：79-90.

[5] WESTERVELD D R, PONNIAH S A, DRAGANOV P V, et al. Diagnostic yield of EUS-guided through-the-needle microforceps biopsy versus EUS-FNA of pancreatic cystic lesions: a systematic review and meta-analysis[J]. Endosc Int Open, 2020, 8(5): E656-E667.

病例 6

胰腺头部微小占位——胰腺导管内管状乳头状肿瘤

一、病史简介

患者，男性，60岁，因"反复上腹痛1年"入院。

现病史：1年前出现上腹痛，无发热、黄疸，发作时当地医院查血淀粉酶及脂肪酶升高，肝功能及胆红素正常，CEA与CA19-9正常，诊断为"急性胰腺炎"，并予对症治疗后缓解。此后症状反复发作，腹痛无明确诱因。

个人史：少量饮酒，无吸烟史。

体格检查：生命体征平稳。无皮肤、巩膜黄染。心、肺无异常。腹部软，无压痛，未触及包块。双下肢无水肿。

实验室检查：血常规、肝功能、血脂、血钙均在正常范围。

二、影像解析

腹部增强CT（图6-1）：胰头部微小占位病变可能，胰管全程扩张，急性胰腺炎；上腹部增强MRI及MRCP（图6-2）：胰腺头颈部病灶轻度强化，体尾部胰管扩张；胰腺周围、肝门区、腹膜后多发小淋巴结；PET-CT：胰腺头颈部氟脱氧葡萄糖（fluorodeoxyglucose，FDG）代谢增高，未见明显肿块影；胰腺周围、肝门区、腹膜后多发小淋巴结，FDG代谢未见异常。

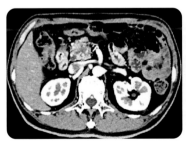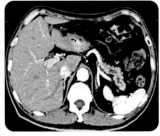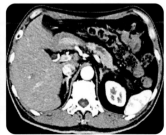

图6-1　腹部增强CT

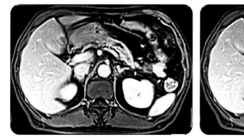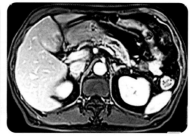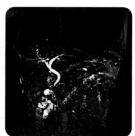

图6-2　上腹部MRI+MRCP

EUS（图6-3）：十二指肠乳头外观正常，未见"鱼眼征"。胰腺形态不规则，实质萎缩，胰管全程扩张，最宽处直径约1.2cm，胰头部胰管内可见偏高回声结节，直径＞1cm，堵塞管腔，考虑主胰管型导管内乳头状黏液性肿瘤（IPMN）可能，因胰管直径＞5mm，合并壁结节，且结节直径＞1cm，故考虑为恶性可能。

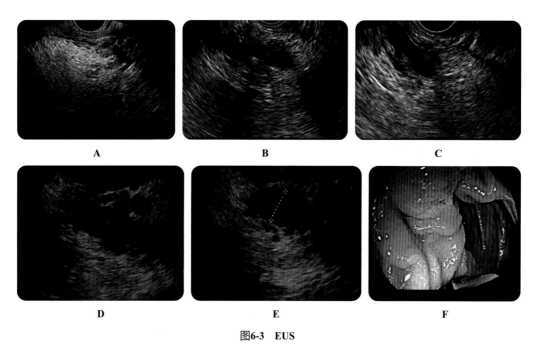

图6-3　EUS

注：A.胰头部扩张的胰管内可见充填的实性结节；B.胰腺体部扩张的胰管；C.胰腺尾部扩张的胰管；D.胰尾部扩张的胰管内充填不均质实性结节；E.胰管直径约1.2cm；F.十二指肠乳头未见异常。

三、诊疗分析

患者为老年男性，反复发作胰腺炎，结合实验室检查及影像学检查结果可排除胆源性及高钙、高脂等代谢因素导致的胰腺炎；胰管连续性扩张，提示胰腺炎反复发作可能与胰管阻塞有关；胰头部胰管内发现不规则实性结节，堵塞胰管，首先考虑主胰管型IPMN，但十二指肠乳头开口未见扩张及黏液，微小的胰腺导管腺癌（PDAC）也不能排除；鉴别诊断方面还需除外慢性胰腺炎胰管结石，但患者没有相应病史，CT和EUS示胰管内的结节不符合结石特点。患者胰管实性结节明确，堵塞引起胰管显著扩张及反复发作胰腺炎，有手术干预指征。由于病变明确，引起临床症状，并且手术可切除病变，可以免去穿刺活检，直接手术治疗。

四、转归与随访

患者接受联合脾切除的Whipple术，术后标本如图6-4，可见胰管内充填实性的结节型团块，连续切片亦可见扩张的胰管内充填实性的结节型团块。镜下形态：导管内见肿瘤成管状及乳头状，周围呈浸润性生长。免疫组化（图6-5）：CK7（+），β-CAT（浆+），CAM5.2（+），MUC-1（+），CDX2（-），CK20（-），BCL-2（-），MUC-2（-），MUC-6（-），MUC-5（弱+），CK7（+），CK8/18（+），CK19（+），BCL-10（少量散在+），P63（-），Ki-67（70%），CgA（-），CD56（-），Syn（-），DPC4（-）。背景病理：腺泡导管化（+），慢性胰腺炎（+），PanIN（-）；最终病理学诊断：（胰体尾）导管内管状乳头状肿瘤（ITPN）伴浸润性癌；病理分级：中分化。肿瘤分期：$pT_3N_0M_X$。

术后未行化疗，常规口服胰酶制剂，低脂饮食，无明显不适症状，术后2年随诊未见病灶复发及转移。

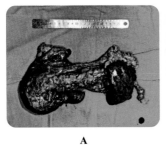 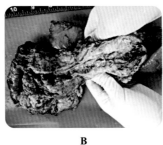 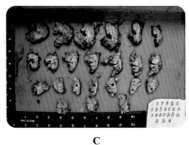

| A | B | C |

图6-4 手术标本

注：A.联合脾切除的Whipple手术标本；B.胰管内充填实性结节团块；C.连续切片见扩张胰管内充填实性结节。

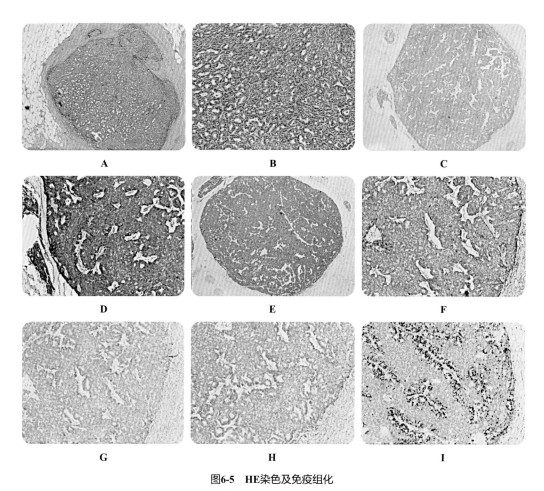

图6-5　HE染色及免疫组化

注：A. HE×40，筛孔样结构；B. HE×100，管状微结构；C. CK7（＋）；D. β-CAT浆细胞（＋）；E. CAM5.2（＋）；
F. MUC-1（＋）；F. MUC-5（弱＋）；H. MUC-6（－）；I. Ki-67（70%）。

五、文献复习

　　2002年，由日本学者首次报道该病，当时称为胰腺导管内管状肿瘤，2009年重新命名为胰腺导管内管状乳头状肿瘤（ITPN），随后在胆管中也发现了病理类型完全相同的病变，称为ITPN-b。2010年，WHO正式将ITPN列为胰腺上皮来源肿瘤的一种癌前病变。ITPN被定义为导管内明显可见的管状上皮性肿瘤，导管上皮样分化，伴高级别异型增生，且不分泌黏液。ITPN发生率仅占胰腺导管内肿瘤的3%，临床表现无特异性，可有腹痛、恶心、呕吐、腹泻、反复发作胰腺炎以及体重减轻。

　　其临床表现、EUS检查以及影像学表现与IPMN相似，故临床上需与之鉴别。最重要的有以下几点：①ITPN胰管上皮细胞不分泌黏液，故内镜下十二指肠乳头无"鱼眼征"的表现。②EUS下ITPN与IPMN都有胰管扩张及壁结节，但ITPN胰管扩张更

显著，可扩张呈囊样，扩张胰管内结节呈管状生
长，且实性的肿瘤较大（直径0.5～15.0cm，平
均4.5cm），可见坏死区域，并多伴有胰腺实质
萎缩。③ITPN影像学上的典型特征相对显著。
CT或MRI可见双色管征（two-tone duct sign），
MRCP或ERCP可见酒瓶塞征（cork of wine bottle）
（图6-6）。此病例CT及MRI均可见到典型的双色
管征及酒瓶塞征，影像学为典型的ITPN表现，故
影像科诊断时考虑到ITPN的可能，为下一步诊治
提供了关键依据。

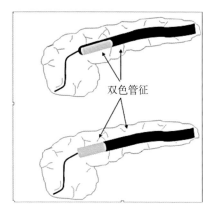

图6-6　双色管征与酒瓶塞征示意

　　ITPN与IPMN的鉴别诊断及良恶性判定的金标准仍为组织学检查。组织学上ITPN
可见实性结节肿块堵塞管腔，呈管状乳头状生长，无黏液分泌，多呈高级别异型增
生，常有坏死，且伴有胰腺实质萎缩；而IPMN多伴有黏液分泌，亦可见胰管扩张，
肿瘤可呈低到高级别异型增生。免疫组化：ITPN 最特异的表现为MUC-1、MUC6阳
性，CK7、CK19阳性；胰蛋白酶、肌成束蛋白（fascin）以及MUC-2、MUC-5AC阴
性，而IPMN免疫组化MUC-2、MUC-5AC常为阳性，肌成束蛋白也常见阳性；分子
检测ITPN可见*PIK3CA*基因突变，而IPMN可有*K-RAS*、*GNAS*、*RNF43*、*BRAF*、*p53*
等基因突变。此例患者MUC-1、MUC-5阳性，MUC-2、MUC-6阴性，CK7及CAM5.2
阳性，腺泡标志物及神经内分泌标志物均阴性，符合ITPN的免疫组化特点。

　　ITPN发生较隐匿，侵袭发生的概率较高（71%），但生存期明显较IPMN及PDAC
长，预后较好。治疗上建议尽可能行保留幽门的胰十二指肠切除术，因其预后较好，
不伴有浸润的患者不推荐联合化疗。此例患者术后未进行后续化疗，2年随访无复发
转移征象。

　　临床医生遇到这类病例，影像学及EUS表现呈现IPMN特点时，也应考虑ITPN的
可能，尤其观察到十二指肠乳头开口扩张不明显、胰管内无黏液充盈及排出表现时，
组织学检查及后续的免疫组化染色对于鉴别诊断有重要意义。

（杨　霞　撰写　吴　晰　姚　方　审校）

致谢：本病例在诊治及资料收集过程中得到上海长海医院王凯旋教授的指导与大力
支持。

参考文献

[1] YAMAGUCHI H, SHIMIZU M, BAN S, et al. Intraductal Tubulopapillary Neoplasms of the Pancreas Distinct From Pancreatic Intraepithelial Neoplasia and Intraductal Papillary Mucinous Neoplasms[J]. Am J Surg Pathol, 2009, 33(8): 1164-1167.

[2] LÜTTGES J. What's new? The 2010 WHO classification for tumours of the pancreas[J]. Pathologe, 2011, 32(Suppl 2): 332-336.

[3] KUAN L L, DENNISON A R, GARCEA G. Intraductal Tubulopapillary Neoplasm of the Pancreas and Bile Duct: A Review[J]. Pancreas, 2020, 49(4): 498-502.

[4] ZHANG J J, REN S, WANG J H, et al. Imaging findings of intraductal tubulopapillary neoplasm (ITPN) of the pancreas: Two case reports and Literature review[J]. Medicine, 2019, 98(6): e14426.

[5] WALLIS A, CHANDRATREYA L, BHATT N, et al. Imaging bronchogenic adenocarcinoma: emerging concepts[J]. J Comput Assist Tomogr, 2012, 36(6): 629-635.

[6] KUAN L L, DENNISON A R, GARCEA G. IntractaLl tubulopapillary neoplasm of the pancreas and bile duct: a review[J]. Pancreas, 2020, 49(4): 498-502.

[7] BASTURK O, ADSAY V, ASKAN G, et al. Intraductal Tubulopapillary Neoplasm of the Pancreas: A Clinicopathologic and Immunohistochemical Analysis of 33 Cases[J]. Am J Surg, 2017, 41(3): 313-325.

病例 7

胰头占位性病变——混合性神经内分泌肿瘤

一、病史简介

患者，男性，79岁，因"间断上腹痛7周"入院。

现病史：患者7周前进食较凉食物后出现上腹隐痛，伴腹胀、食欲减退，自服助消化中药未见好转，当地医院就诊查血常规正常，血淀粉酶123U/L，尿淀粉酶854U/L，肝肾功能、电解质、血脂、凝血功能、肿瘤标志物正常，血培养阴性。6周前患者高蛋白饮食后再次出现间断上腹隐痛伴发热，体温最高达39.5℃，可自行下降，急诊查血常规、胆红素未见异常，血淀粉酶轻度升高，腹部X线片未见梗阻或穿孔征象；次日上午再次高热，体温39.5℃，伴寒战，予退热药物后体温下降，此后患者间断低热，伴盗汗。行胃镜检查，胃及十二指肠未见明显异常，静脉应用头孢拉定抗感染、抑制胰酶分泌治疗，置入空肠营养管进行肠内营养后上腹痛好转，体温恢复正常，为行进一步治疗入院。

既往史：无特殊。

体格检查：一般状况可，生命体征平稳。皮肤、巩膜无黄染，全身浅表淋巴结未及肿大。心、肺体检未见异常。腹平软，无压痛、反跳痛，未扪及包块。双下肢无水肿，直肠指检未及异常。

实验室检查（入院后）：血常规WBC 6.10×10^9/L，NEUT% 61.0%，HGB 138g/L，PLT 106×10^9/L；生化检查ALT 5U/L，AST 12U/L，GGT 33U/L，TBil 23.9μmol/L，DBil 4.4μmol/L，IBil 19.5μmol/L，Alb 42.6g/L，谷氨酸10.46mmol/L，淀粉酶42IU/L，脂多糖86U/L，hs-CRP 31.44mg/L，甘油三酯 1.62mmol/L，血清总胆固醇4.66mmol/L，血钙2.44mmol/L；肾功能、电解质、凝血功能未见异常；肿瘤标志物未见异常。

二、影像解析

完善腹盆平扫+增强CT（图7-1、图7-2）：示胰头及胰体尾周围可见少量渗出，符合急性胰腺炎表现。胰头部局灶低密度灶，呈低强化，需除外占位。对症治疗2周后增强MRI（图7-3）示胰腺周围渗出较前减少，胰头部、颈部、休部可见混杂密度灶，局部突出于胰腺轮廓外，十二指肠–胰头间隙内可见不规则软组织密度渗出灶，增强扫描可见不均匀强化。影像学诊断考虑胰腺占位或结核。

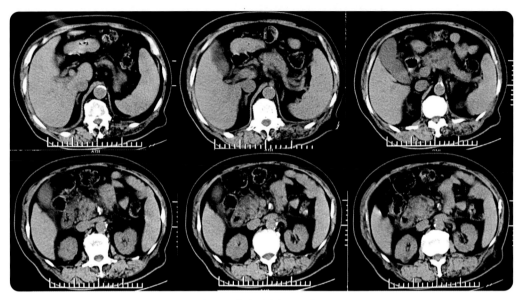

图7-1　发病时腹部CT平扫

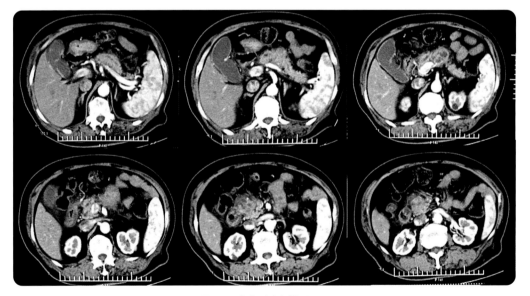

图7-2　发病时腹部增强CT

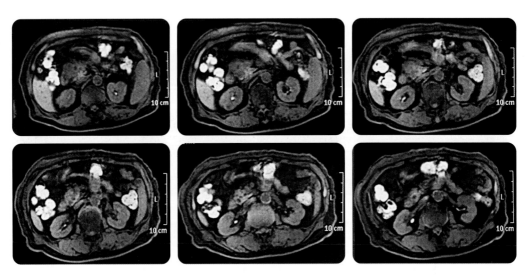

图7-3 治疗2周后复查腹部增强MRI

　　纵轴EUS：胃内扫查（图7-4），胰腺体尾部可见回声不均匀，实质内可见散在灶状高回声，符合胰腺炎超声下的表现；胰体部主胰管扩张明显，尝试在胃内沿胰体左旋镜身，向胰头方向寻找胰管扩张可能原因，但在胃内扫查无法观察病变全貌。十二指肠扫查（图7-5，视频7-1）：进镜至球部扫查至门静脉汇合处，略微右旋镜身可见扩张的主胰管，继续右旋至扩张胰管近端可见低回声病变，边界较清楚，回声欠均匀，未累及周边的血管或脏器。EUS在十二指肠降部观察，顺扩张胰管扫查，在胰管扩张的末端可见胰头低回声实性肿物，部分区域边界欠清，周围有锯齿状或棘状浸润性伸展，内部回声不均匀，部分区域回声中等，大小2.9cm×2.1cm；弹性成像显示蓝色色调为主，提示病变质地较硬，进一步提示肿瘤性病变可能。胰头旁可见类圆形淋巴结，大小1.0cm，边界较清楚，弹性成像呈蓝绿色，质地偏硬，提示转移性淋巴结可能。

　　至此，结合患者病史和EUS诊断，考虑肿瘤性病变导致急性胰腺炎可能大，但仍需明确占位病变病理性质。

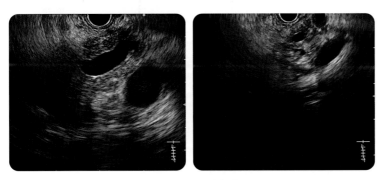

视频7-1

图7-4 EUS胃内扫查

注：胰体可见慢性胰腺炎改变，胰管扩张明显。

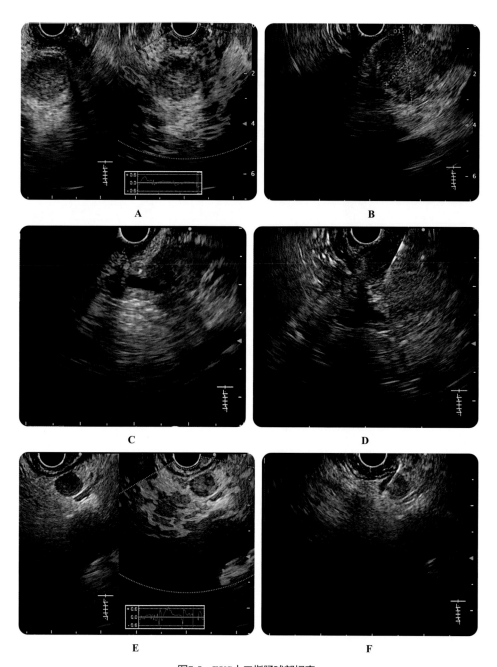

图7-5 EUS十二指肠球部扫查

注：A~D.胰头可见低回声占位；弹性成像蓝色为主、病变质地较硬；病变累及胰管导致胰管扩张，
行EUS-FNA。E、F.胰头周围淋巴结，形态呈圆形，弹性成像质地偏硬；行淋巴结EUS-FNA。

行EUS-FNA（波士顿科学22G穿刺针，穿刺2针，第1针穿刺肿大淋巴结，第2针穿刺胰头肿物），标本分别送TCT及组织病理学检查。TCT检查结果（图7-6）：（肿大淋巴结）散在小团状分布异型细胞，核质比增大，伴退变，考虑肿瘤细胞。（胰腺肿物）查见小淋巴细胞、浆细胞、中性粒细胞、柱状上皮细胞，并见小团灶异型细胞，呈裸核状，考虑为肿瘤细胞。组织病理学检查结果（图7-7、图7-8）：（胰头肿物、肿大淋巴结）凝血组织中见散在或小团状小蓝细胞，呈裸核状，核质细腻。免疫组化染色结果（图7-9）：CD56（++），CgA（－），Syn（+++），Ki-67 90%，AE1/AE3（+++），CK19（++），CDX2（－），CD10（－），β–联蛋白（catenin）（+++）。综上，符合胰腺神经内分泌癌G3，小细胞癌。

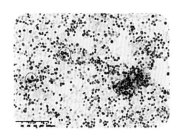

图7-6　淋巴结穿刺TCT检查（HE×100）

注：可见小团灶异型细胞，呈裸核状。

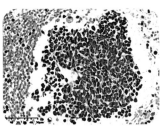

图7-7　淋巴结穿刺组织病理学检查（HE×200）

注：病变组织条内见散在或小团状小蓝细胞，呈裸核状，核质细腻。

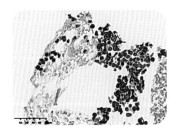

图7-8　胰腺穿刺组织病理学检查（HE×200）

注：淋巴结内可见小蓝细胞。

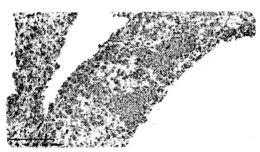

A

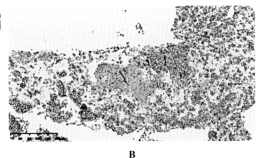

B

图7-9　胰腺穿刺免疫组化检查（×100）

注：A.CD56（++）；B.Syn（+++）。

三、诊疗分析

患者以上腹痛起病，伴腹胀、食欲减退，之后出现高热症状，实验室检查提示血淀粉酶轻度升高，予禁食、抑制胰酶、抗感染等治疗有效，临床诊断首先考虑急性胰腺炎。急性胰腺炎的诱因较多，主要包括酒精、胆源性结石、高脂/高钙血症、药物、肿瘤、自身免疫因素、外伤、ERCP、解剖异常（胰腺分裂、胆胰管合流异常）或先天性及其他少见因素。患者无酒精、外伤或药物相关诱因，血脂及血钙指标正常，需考虑的病因：①患者发病前有高蛋白饮食诱因，需考虑高蛋白饮食诱发急性胰腺炎可能。②患者为老年男性，需考虑肿瘤性疾病引起的急性胰腺炎，包括胰腺癌、胰腺囊性肿瘤或胰腺其他肿瘤。③自身免疫性因素：患者无免疫相关症状，无相关自身免疫性疾病的病史，可进一步完善血清IgG4等实验室检查结果。④胆源性胰腺炎是最常见的急性胰腺炎诱因，但患者无胆囊结石，发病时肝功能、胆红素指标基本正常，仅GGT有轻度升高，可行影像学检查进一步排除。⑤解剖异常或先天性因素：老年人群并不常见，可通过CT、MRI或EUS进一步排除。下一步需完善的辅助检查：①腹部增强CT或MRI。②EUS检查。③血免疫指标及血清IgG4检测。

依据CT和MRI结果，首先考虑胰腺肿瘤可能较大。常见引起胰腺炎的肿瘤性疾病包括胰腺导管腺癌、导管内乳头状黏液性肿瘤及胰腺神经内分泌肿瘤等，EUS表现为胰头实性占位伴远端胰管扩张，不支持导管内乳头状黏液性肿瘤（通常以囊性成分为主）及胰腺神经内分泌瘤（一般不浸润胰管），应警惕胰腺导管腺癌可能。

此外，影像学检查建议除外胰腺结核，后者临床可表现为腹痛、食欲减退和体重下降，伴发热和盗汗，影像学检查发现胰腺肿块和周围淋巴结肿大，有的病变甚至可累及胆管出现黄疸。临床上单纯胰腺结核少见，多为播散所致，常同时伴有其他部位的结核病灶。临床更常见的是胰周淋巴结结核累及胰腺，EUS下表现为胰周多发融合肿大淋巴结，并紧邻或浸润胰腺，有时与胰腺肿瘤难以鉴别，EUS-FNA获得的组织病理学检查结果，发现肉芽肿存在或多核巨细胞聚集，少数可发现结核分枝杆菌，可以作为诊断依据。

本例患者急性起病，既往无结核病史及低热、盗汗等，也未发现其他部位结核灶证据，胰周多发淋巴结肿大不明显，故结核诊断依据不足。为进一步明确病灶性质，有必要对病灶进行EUS-FNA。

四、转归与随访

经胰腺肿瘤MDT会诊：神经内分泌肿瘤诊断明确，病灶孤立，未见明确远处转移灶。患者遂行全麻下胰十二指肠切除术，术后病理学检查（图7-10）：胰头部胰腺组织内有一质硬肿物，大小4.5cm×3.5cm×3.0cm，肿瘤细胞由两种成分构成，大部分（70%）为小蓝细胞，呈片状、梁状或缎带样结构，胞质少，核质细腻，核分裂象易见，伴坏死；少部分（30%）呈管状或腺样结构，胞质淡染，卵圆形或圆形，核仁明显，核分裂象易见。免疫组化：小细胞癌CD56（+++），CgA（++），Syn（++），CK7（+++），Ki-67% 90%；导管腺癌：CK7（+++），CEA（++），Ki-67 80%，CDX2（++），CA19-9（++），CK19（++），P53（+++）。符合胰头部胰腺混合性导管–神经内分泌癌，导管腺癌为中分化，神经内分泌癌为小细胞癌，肿瘤侵犯胰周脂肪组织，累及胆总管壁及十二指肠壁外膜，可见神经侵犯及脉管癌栓，切缘净。淋巴结：小肠周1/3癌转移，为两种癌成分；胰周1/5癌转移，为小细胞癌。

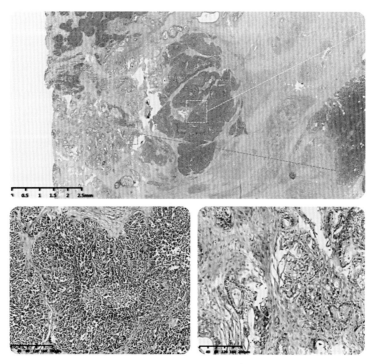

图7-10　手术切除组织病理学检查（HE×40）

注：胰头部胰腺混合性导管-神经内分泌癌。

五、文献复习

胰腺混合性神经内分泌-非神经内分泌肿瘤（mixed neuroendocrine-nonneuroendocrine neoplasms，MiNEN）是由非神经内分泌和神经内分泌成分组成的胰腺实性肿瘤。其发病率较低，仅占所有胰腺肿瘤的0.06%~0.20%。通常发生在老年男性人群（中位年龄60岁），肿瘤的中位大小为2.1cm，可位于胰腺的各个部位。临床症状常有腹痛、黄疸，也可以无症状意外发现。组织学亚型包括混合性腺癌-神经内分泌肿瘤（adeno-MiNEN）、混合性腺泡细胞癌-神经内分泌肿瘤（acinar-MiNEN）和混合性印戒细胞癌-神经内分泌肿瘤（srcc-MiNEN）。

这种类型肿瘤组织遗传学的发病机制尚不明确，一种假说认为胰腺的混合性外分泌-内分泌肿瘤产生于多潜能干细胞，这类细胞存在于胰管和胰岛细胞中，而在某些条件下，胰腺导管腺癌（PDAC）可以转化为神经内分泌肿瘤（NEN），其对基质、血管和淋巴结的侵袭性比单纯腺癌更甚。也有学者认为多种肿瘤抑制基因的功能障碍可能导致混合性恶性肿瘤。

在术前通过CT或MRI诊断MiNEN通常比较困难，PDAC多为乏血供占位，而NEN为边界清楚的强化病灶，因此MiNEN的影像学特征将取决于腺癌和NEN细胞的比例，腺癌成分多时可以表现类似PDAC的低密度低强化肿块，边界不清；NEN成分较多时也可以表现为不均匀强化的肿块，有囊性成分；甚至有病例报道MiNEN类似IPMN癌变的影像学表现。

确诊MiNEN每种肿瘤成分需占30%以上，无法手术切除的患者，EUS-FNA和胰液细胞学检查是确诊的主要方法，对确定后续化疗方案有重要意义。若影像学检查特点不典型，需要考虑混合性肿瘤的可能性。若高度怀疑混合性肿瘤，必要时可重复EUS-FNA和细胞学检查。

主要治疗方法为外科手术治疗，在R0切除后再进行辅助化疗。针对每种肿瘤还是只针对占主要成分的肿瘤进行辅助化疗，目前尚存在争论。La Rosa等建议，辅助治疗应该集中在优势细胞类型上，化疗方案的选择应基于组织病理学结果和肿瘤标志物。总而言之，MiNEN的总体预后较差，5年生存率约为40%。

六、诊疗启迪

本例患者为老年男性，以急性胰腺炎起病，诊断上逐步排除常见病因，影像学检查发现胰腺占位，已考虑肿瘤可能，通过EUS-FNA及后续细胞学、组织病理学检查可以明确病理类型，并除外胰腺结核等其他疾病，穿刺结果诊断为胰腺神经内分泌癌，而最终手术病理为胰腺混合性神经内分泌-非内分泌肿瘤。这种类型胰腺肿瘤发病率低，影像学上可表现为类似PDAC、NEN的特点，往往难以明确诊断。本病例EUS影像可观察到边界欠清晰的低回声病变，边缘可见锯齿状或棘状浸润延伸，回声呈不均质低回声，主胰管受侵犯扩张，这些特点更符合导管腺癌表现；而病变体积较大但未侵犯主要血管，说明生长模式可能是取代正常胰腺而不是直接浸润，这一特点也需要考虑NEN等。若影像学及EUS表现不典型，需要考虑混合性肿瘤的可能。EUS-FNA是确诊的主要方法，尤其对于无法切除需要确定化疗方案的病例有积极的意义，穿刺前进行超声造影，针对不同强化部位分别进行穿刺可能有助于获得阳性结果。

（蔡云龙　撰写　郭　涛　审校）

参考文献

[1] CHATELAIN D, PARC Y, CHRISTIN-MAITRE S, et al. Mixed ductal-pancreatic polypeptide-cell carcinoma of the pancreas[J]. Histopathology, 2002, 41(2): 122-126.

[2] LETEURTRE E, BRAMI F, KERR-CONTE J, et al. Mixed ductal-endocrine carcinoma of the pancreas: a possible pathogenic mechanism for arrhythmogenic right ventricular cardiomyopathy[J]. Arch Pathol Lab Med, 2000, 124(2): 284-286.

[3] NIEßEN A, SCHIMMACK S, WEBER T F, et al. Presentation and outcome of mixed neuroendocrine non-neuroendocrine neoplasms of the pancreas[J]. Pancreatology, 2021, 21(1): 224-235.

[4] MORI H, HANADA K, MINAMI T, et al. A case of mixed adenoneuroendocrine carcinoma of the pancreas mimicking intraductal papillary mucinous carcinoma[J]. Clin J Gastroenterol, 2018, 11(4): 320-326.

[5] KAJI K, SEISHIMA J, YAMATO M, et al. Clinical utility of endoscopic ultrasound-guided fine-needle aspiration in mixed adenoneuroendocrine carcinoma with signet-ring cells of the pancreas: a case report and review of the literature[J]. Clin J Gastroenterol, 2016, 9(1): 43-48.

[6] LA ROSA S, SESSA F, UCCELLA S. Mixed Neuroendocrine-Nonneuroendocrine Neoplasms (MiNENs): Unifying the Concept of a Heterogeneous Group of Neoplasms[J]. Endocr Pathol, 2016, 27(4): 284-311.

[7] TANAKA M. Pancreatic cancer registry report 2007[J]. J Jpn Pancreas Soc, 2007, 22: e1-e94.

[8] SHARMA V, RANA S S, KUMAR A, et al. Pancreatic tuberculosis[J]. J Gastroenterol Hepatol, 2016, 31(2): 310-318.

病例 8

胰腺颈部囊实性病变——实性假乳头状瘤

一、病史简介

患者，女性，40岁，因"间断腹胀半年，发现胰腺占位3个月"入院。

现病史：患者半年来间断腹胀，近3个月自觉加重，偶反酸、嗳气，行腹部B超提示胰腺内见不均质回声，大小约2.9cm×2.2cm，彩色多普勒血流图（CDFI）未见明显血流信号。无腹痛、发热、黄疸等症状。外院腹部增强CT提示浆液性囊腺瘤（SCN）可能。

既往史：既往体健。

个人史：无特殊。

家族史：父亲患肝癌去世。

体格检查：生命体征平稳，一般情况可。腹平软，无压痛、反跳痛及肌紧张，未扪及包块。

实验室检查：血、尿、便常规均未见明显异常，肝肾功能、电解质、凝血功能均正常，肿瘤标志物均在正常范围内。

二、影像解析

1. 腹部增强CT 胰颈部可见不规则稍低密度灶，大小2.4cm×2.0cm，病灶周边可见点状钙化灶，病灶中心多个囊性成分，增强扫描轻度强化，提示SCN可能（图8-1）。但患者非SCN好发年龄，且影像学表现不典型。因SCN无须进一步临床干预，为避免误诊、漏诊影响临床结局，进一步为患者进行EUS检查。

2. EUS扫描及解析 环扫EUS示胰颈部可见低回声占位，邻近肠系膜上静脉，边界尚清，内部回声欠均匀，可见小灶状无回声区及混杂高回声区，大小约2.5cm×2.1cm（图8-2）。

纵扫EUS：自胃内扫查可见胰颈部偏低回声占位，内部可见小灶状无回声区及混杂高回声区，高回声区后方伴声影，考虑为钙化区域，声影的存在影响对远场的观察。自十二指肠进一步扫查，此部位高回声区后方声影对病变观察影响较小，反复观察病变未与胰管相通，胰管无明显扩张。胰腺其他部位未见明确占位性病变。弹性成像呈蓝绿色，质地偏硬。超声造影可见病灶轻度强化（图8-3～图8-5，视频8-1）。

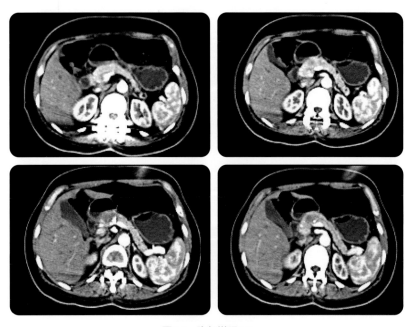

图8-1　腹部增强CT

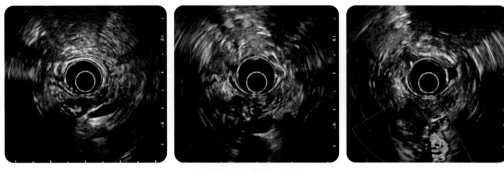

图8-2　环扫EUS图像

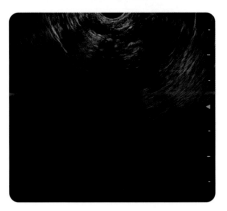

图8-3　纵扫EUS图像

视频8-1

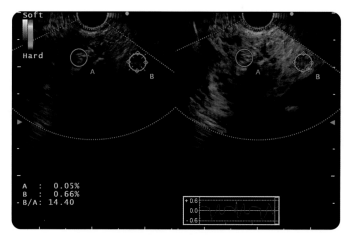

图8-4 弹性成像图像

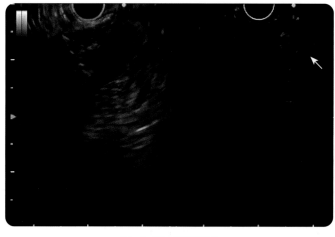

图8-5 超声造影图像

三、诊疗分析

患者为中年女性，以腹胀、反酸等非特异性症状起病，腹部B超提示胰腺内不均质回声改变，腹部增强CT提示胰颈部不规则占位，其内可见点状钙化灶，中心呈多囊性成分，增强扫描轻度强化改变。EUS扫查提示胰颈部低回声占位，其内可见混杂高回声信号，弹性成像提示病变质地偏硬，超声造影呈轻度强化表现。需考虑以下疾病。

1. 浆液性囊腺瘤（SCN） 好发于老年女性，大部分无临床表现，部分可见压迫症状。病变多见于胰腺体尾部，常呈分叶状，壁薄。按照病变内囊的大小和数目分为微囊型、寡囊型和混合型。微囊型最常见，其特征改变为肿物内部呈蜂窝状或海绵状结构，中心可见钙化，肿物与胰管不相通。

2. 黏液性囊腺瘤　黏液性囊腺瘤（mucinous cystadenoma，MCN）好发于中老年女性，多无临床表现，部分可有压迫症状。病变多见于胰腺体尾部，表现为单房或多房、边界清楚的病变，其内可有分隔。良性者通常分隔或壁较薄、光整，恶性者通常分隔或囊壁较厚、不规则，可见赘生物，部分周边可见钙化，肿物不与胰管相通。

3. 胰腺导管内乳头状黏液性肿瘤（IPMN）　好发于老年人，可无症状，也可表现为腹痛、体重减轻、黄疸等。根据病变累及胰腺导管的位置分为主胰管型及分支胰管型。主胰管型多累及近端胰腺导管（胰头部），表现为胰管的弥漫扩张；分支胰管型多位于胰腺钩突部，呈多结节状或串珠样胰腺囊性改变，病变与胰管相通，可伴有胰腺实质萎缩。

4. 胰腺癌囊性变　好发于老年患者，肿瘤早期可无临床症状，随病程进展可出现腹痛、体重减轻、黄疸等症状，常有肿瘤标志物CA19-9水平升高，病变肿瘤边界模糊，呈浸润表现，实性部分超声造影强化不明显，呈乏血供表现，并常伴胆胰管扩张。

5. 胰腺神经内分泌肿瘤（pNEN）囊性变　常单发，胰腺体尾部多见，为边界清楚的低回声结节，病变较大时内部发生坏死可出现囊性变，超声造影可见明显强化，呈富血供表现。

6. 胰腺实性假乳头状瘤　胰腺实性假乳头状瘤（SPN）好发于青年女性，临床表现无特异性，肿瘤较大者可有压迫症状。病变可位于胰腺任何部位，边界清楚，常呈囊实性混合改变，边缘或中心可合并钙化，肿瘤不与胰管相通。

患者EUS表现为胰腺囊实性病变并以实性成分为主，不符合SCN、MCN及IPMN以囊性病变为主特征；病变无明显浸润和胰胆管扩张，不支持胰腺癌囊性变；病变造影强化不明显，不支持pNEN；尽管EUS特征与SPN相近，为进一步明确诊断，决定为患者进行EUS引导细针穿刺抽吸术（EUS-FNA）（视频8-2）。

视频8-2

首先自十二指肠位置扫查，观察病变表面穿刺针道方向有较为粗大的血管，反复调整位置无法避开。为减少穿刺后出血风险，改为经胃选择穿刺位置。选取尽可能避开钙化区及穿刺路径上存在血管的位置，选择22G FNA针使用微负压法进行穿刺，共穿插30次。线上快速病理评估（rapid on-line evaluation，ROLE）：穿刺细胞存在一定的异型性，考虑为肿瘤细胞（图8-6）。遂停止继续穿刺。

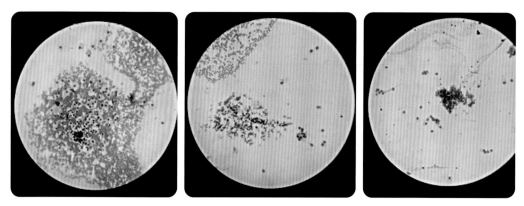

图8-6 ROLE图像（Diff-Quick快速染色×400）

EUS-FNA活检：①液基细胞学检查。可见小团状轻度异型细胞，胞质略嗜酸性，核轻度增大，倾向为肿瘤细胞。②组织病理学检查。凝血组织内散在分布异型细胞，呈腺泡状或乳头状排列，细胞轻度异型，核分裂象少见（图8-7）。③免疫组化。CgA（−），Syn（+++），CD56（++），β-catenin核/质（+++），CD10（+++），PR（+++），Vim（+++），E-cadherin（−），Cyclin D1（++），CD99（个别+），CD117（−）。

综上：符合胰腺实性假乳头状瘤。

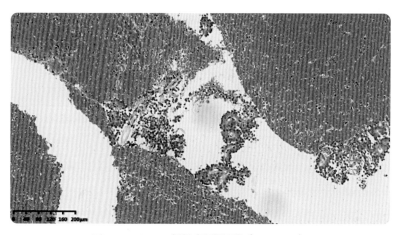

图8-7 EUS-FNA组织病理学图像（HE×100）

四、转归与随访

患者接受手术切除治疗，术后病理学检查证实为胰腺实性假乳头状瘤，术后恢复良好。

五、文献复习

胰腺实性假乳头状瘤（SPN）为相对少见的胰腺肿瘤，占胰腺肿瘤的0.1%～2.7%。女性占比超过90%，大部分在20岁以上发病，主要表现为非特异性腹痛，近半患者无症状。预后良好，仅9%～15%患者存在转移及区域侵袭表现，手术切除后复发率低（4%～5%），5年生存率可达94%～97%。

SPN在EUS下表现以囊实性为主，绝大部分病变边界清楚，可合并钙化表现，罕见胰腺外血管及淋巴结受累表现及肝转移，少部分存在胰管扩张。一项多中心研究显示，联合应用CT、EUS及EUS-FNA可将术前SPN诊断效能提高至82.4%，远高于单独应用CT（23.5%）及CT结合EUS（52.9%）。影响EUS-FNA诊断效能的因素为穿刺针型号，获得诊断的病例绝大多数应用22G穿刺针。另一项多中心研究分析了对SPN在外科手术前进行EUS-FNA的安全性，结果显示，与术后复发的病例相关的唯一因素是年龄，是否进行EUS-FNA与复发无明显相关。而在进行EUS-FNA的患者中进行分析，与复发相关的因素仍是年龄，穿刺路径（经胃或十二指肠）与复发无明显相关。然而日本学者报道了一例经胃后壁进行EUS-FNA穿刺的SPN，外科术后67个月胃镜检查提示胃后壁隆起肿物，手术病理学检查提示SPN，考虑为EUS-FNA的针道种植转移导致。该病例报道提示对SPN进行EUS-FNA虽较安全，但仍存在一定的种植转移风险。

六、诊疗启迪

SPN是胰腺肿瘤中较少见的亚型，在青年女性中发病率较高。对于影像学表现为胰腺囊实性病变或不典型囊性病变需考虑SPN的可能。SPN不易与其他胰腺肿瘤进行鉴别，仅通过CT及EUS进行诊断存在一定困难，通过结合弹性成像评价病变质地、超声造影评价病变血供情况有助于明确诊断。EUS-FNA在SPN的术前诊断中有重要价值，可大幅提高诊断效能。目前研究显示，术前对SPN进行EUS-FNA未明显增加肿瘤复发风险，但在临床应用中仍应提高警惕，严格把握穿刺指征。

（刘冠伊　撰写　郭　涛　审校）

参考文献

[1]　LAW J K, AHMED A, SINGH V K, et al. A systematic review of solid-pseudopapillary neoplasms:

are these rare lesions?[J]. Pancreas, 2014, 43(3): 331-337.

[2] REDDY S, CAMERON J L, SCUDIERE J, et al. Surgical management of solid-pseudopapillary neoplasms of the pancreas (Franz or Hamoudi tumors): a large single-institutional series[J]. J Am Coll Surg, 2009, 208(5): 950-957; discussion 957-959.

[3] LAW J K, STOITA A, WEVER W, et al. Endoscopic ultrasound-guided fine needle aspiration improves the pre-operative diagnostic yield of solid-pseudopapillary neoplasm of the pancreas: an international multicenter case series (with video)[J]. Surg Endosc, 2014, 28(9): 2592-2598.

[4] KARSENTI D, CAILLOL F, CHAPUT U, et al. Safety of Endoscopic Ultrasound-Guided Fine-Needle Aspiration for Pancreatic Solid Pseudopapillary Neoplasm Before Surgical Resection: A European Multicenter Registry-Based Study on 149 Patients[J]. Pancreas, 2020, 49(1): 34-38.

[5] YAMAGUCHI H, MORISAKA H, SANO K, et al. Seeding of a Tumor in the Gastric Wall after Endoscopic Ultrasound-guided Fine-needle Aspiration of Solid Pseudopapillary Neoplasm of the Pancreas[J]. InternMed, 2020, 59(6): 779-782.

病例 9

罕见胰腺囊性病变

一、病史简介

患者，女性，31岁，因"反复全身水肿7年，加重伴腹泻半年"入院。

患者于7年前妊娠期间出现全身水肿，双下肢呈凹陷性水肿。当地医院行上腹部磁共振成像（MRI）示胰腺炎可能性大，中山大学附属第一医院EUS检查示：胰头、胰体部囊性病变（浆液性囊腺瘤可能），十二指肠降部病变（血管/淋巴管瘤可能），经输注白蛋白、丙种球蛋白等对症治疗好转后出院。半年前患者全身水肿加重，出现腹泻，大便呈黄色水样，3~7次/日，含未消化食物，无发热、腹痛，无恶心、呕吐。再次就诊于中山大学附属第一医院，实验室检查：HGB 14g/L，K^+ 3.19mmol/L、Ca^{2+} 1.28mmol/L；CA19-9等肿瘤标志物、自身免疫相关抗体、IgG4均阴性；上腹部增强MRI示胰头、胰体周围及十二指肠降部内侧壁良性囊性病变（约149mm×61mm×117mm），考虑脉管瘤类病变可能性大；腹部CT示胰头、胰体周围及十二指肠降部内侧壁良性囊性病变（约114mm×85mm×117mm），考虑脉管瘤可能；经皮胰周肿物穿刺活检，病理未见明显异常（具体不详）；结肠镜检查未见明显异常。患者拒绝进一步诊疗，经保守治疗好转后出院。

中山大学附属第一医院实验室检查：RBC $3.95×10^{12}$/L，淋巴细胞计数$0.33×10^9$/L，淋巴细胞百分数7.1%，WBC和PLT正常；ALB 11.5g/L，TP 26.1g/L，ALT 42U/L，CK 169U/L，AST 47U/L；尿细菌1859.40/μl，尿白细胞295.50/μl，尿蛋白（-）；CEA <0.09μg/L，CA19-9 13.6U/ml，AFP 2.5μg/L；IgG4 0.003g/L。肾功能、甲状腺功能、凝血功能等均正常。排除结核、自身免疫性疾病等疾病。肝胆脾胰超声（图9-1）：胰腺明显增大，回声增粗、增强，分布不均；胰腺内多发液性暗区，建议进一步检查；胆囊壁毛糙、增厚；腹水。

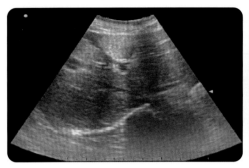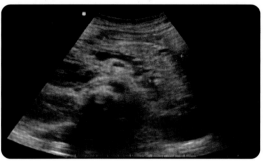

图9-1 肝胆脾胰超声

二、诊疗分析

青年女性，反复全身水肿，伴腹泻，外院影像学检查提示胰腺及十二指肠囊性病变，需进一步明确胰腺及十二指肠囊性病变性质，排除结核、肿瘤、自身免疫性疾病等疾病。胰腺囊性病变包括浆液性囊腺瘤（SCN）、黏液性囊性肿瘤（MCN）、导管内乳头状黏液性肿瘤（IPMN）、实性假乳头状肿瘤（SPN）、假性囊肿（PPC）、淋巴管瘤等，在EUS下具有不同影像学特点，必要时可行EUS-FNA进一步明确病变性质。

三、操作解析

为确定十二指肠病变性质，行胃镜检查，示十二指肠乳头旁见不规则隆起型肿物，大小约30mm×15mm，表面黏膜呈脑回状，绒毛呈白色结节样或粟粒样改变（图9-2），于十二指肠肿物活检。

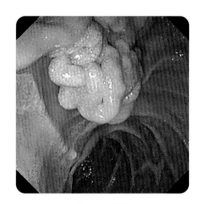

图9-2 胃镜

为明确小肠病变情况，行胶囊内镜检查，提示所见十二指肠黏膜光滑，球部、降部见绒毛粗大，呈白色点状改变，密集分布（图9-3A）；空肠、回肠黏膜光滑，绒毛形态正常，所见黏膜未见充血、肿胀（图9-3B）。

为进一步明确十二指肠及胰腺病变性质行EUS，示胰腺体尾部形态尚规则，胰腺头体部明显增大，内部见巨大多囊性病变，大小不等的无回声区及网格状分隔，分隔厚薄较一致，所见切面大小约89.6mm×55.9mm，无回声区内未见高回声絮状影或乳头状凸起，多普勒彩超示内部无血流信号（图9-4）。

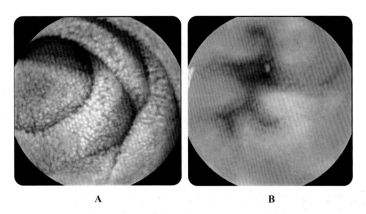

图9-3　胶囊内镜

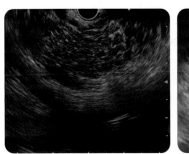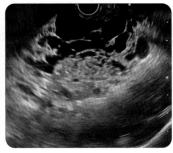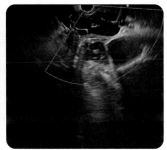

图9-4　EUS扫查胰头部

降部病变以黏膜下层网状分隔病变为主，部分切面似囊性蜂窝状，切面大小约33.4mm×55.2mm，与胰腺病变相通。主胰管、胆总管无扩张，未见结石影。反复查看，未见胰管直接与病变相通（图9-5）。

依据以上影像学检查，需对常见胰腺囊性病变进行鉴别诊断，主要有SCN、MCN、IPMN、假性囊肿、淋巴管瘤等。其中，SCN于胰腺体尾部多见，常表现为蜂窝状或海绵状多发微囊或较大单发囊肿；MCN常有囊壁增厚伴分隔，多单发，边界清楚；IPMN多与胰管相通，主胰管型IPMN胰管常呈弥漫性囊状扩张，分支胰管

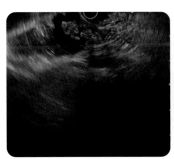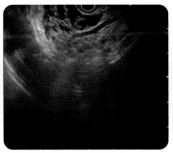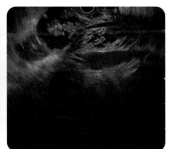

图9-5　EUS扫查十二指肠降部

型IPMN以胰头、钩突部常见，常呈多房、囊性病灶；假性囊肿常继发于急慢性胰腺炎，囊腔常呈类圆形，边界清楚。该患者EUS表现不符合上述疾病典型EUS特征。为明确病变性质，进行EUS引导细针穿刺抽吸术（EUS-FNA）（图9-6）。22G穿刺活检针在EUS引导下插入胰头内，抽出白色乳糜样囊液60ml。0负压穿刺吸引胰头肿物组织1针，反复提插30次。穿刺物见大量细条状组织块，送组织活检、常规细胞学、液基薄层细胞学检查。

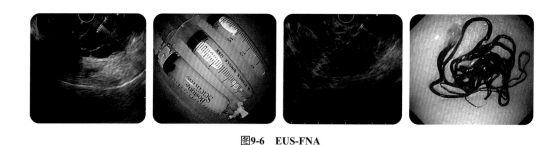

图9-6 EUS-FNA

EUS-FNA及黏膜活检结果如下。穿刺液常规：乳白色，混浊，蛋白（++）；胰头穿刺物：胰腺腺泡组织及大量纤维素渗出物，细胞无明显异型性，未见癌/瘤细胞（图9-7A）；胰头囊肿穿刺液涂片及液基薄层细胞学制片：少数腺上皮细胞、淋巴细胞，未见异型细胞（图9-7B、C）；十二指肠降部肿物活检：黏膜慢性炎伴黏膜固有层淋巴管扩张（图9-7D）。

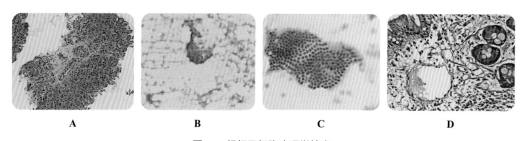

| A | B | C | D |

图9-7 组织及细胞病理学检查

注：A.胰头穿刺物组织病理学检查；B.胰头囊肿穿刺液涂片细胞病理学检查；C.胰头囊肿穿刺液基细胞病理学检查；D.十二指肠降部肿物活检组织病理学检查（HE染色，放大倍数分别为×40、×400、×400、×400）。

四、转归与随访

综合上述辅助检查结果考虑目前诊断：胰腺囊性淋巴管瘤（侵犯十二指肠降部）可能。

诊断依据：患者病史较长，以低蛋白血症、水肿、腹泻及胰十二指肠囊性占位为特征，伴有外周血淋巴细胞减少，血浆白蛋白及球蛋白（IgG）同时降低，应考虑为淋巴管源性疾病，经胰头囊肿穿刺液为乳糜性及十二指肠黏膜活检可见淋巴管扩张得以证实。蛋白丢失性肠病中的小肠淋巴管扩张因大量淋巴液渗漏到肠腔，可以解释低淋巴细胞、低蛋白血症、腹泻和水肿。但此患者胶囊内镜检查提示黏膜淋巴管扩张（白色点状改变）局限于十二指肠，而空肠、回肠黏膜大致正常，不符合先天小肠淋巴管扩张典型改变（通常空肠、回肠弥漫受累）。究竟该患者胰十二指肠囊性病变是淋巴管扩张？还是淋巴管瘤？仅靠穿刺与活检结果其实难以给出正确答案。临床上结合患者影像学显示胰腺和十二指肠降部呈囊性肿瘤样改变，且病变相通，而空肠、回肠黏膜未见淋巴管扩张改变，考虑该患者诊断为胰十二指肠淋巴管瘤可能，同时十二指肠局部继发黏膜淋巴管扩张（黏膜白色点状改变）。淋巴液外渗（十二指肠黏膜淋巴管扩张）及大量淋巴液囊性潴留（胰十二指肠淋巴管瘤）可以导致低淋巴细胞、低蛋白血症、水肿及腹泻，此外，患者胰腺外分泌功能不足亦可导致腹泻。如条件允许，应进一步完善核素标记人血白蛋白、核素显像及 α_1-抗胰蛋白酶清除率检查及淋巴管造影，以确定是肠道蛋白丢失诊断和大致部位，并明确是否有先天淋巴管畸形或淋巴管瘤。

该病例肝胆外科会诊意见：目前胰腺囊性占位虽大，但临床症状不明显，单纯手术切除并不能缓解低蛋白血症，建议明确低蛋白血症原因及可能丢失部位后再综合评估治疗方案。治疗上静脉输注白蛋白，给予生长抑素抑制脂肪吸收对淋巴管扩张症引起的腹泻有效。饮食上建议正常热量、低脂、高蛋白、富含中链甘油三酯饮食，以减少淋巴液外渗。

患者因个人原因，拒绝进一步诊疗（包括结肠镜、小肠镜、核素标记人血白蛋白、核素显像及 α_1-抗胰蛋白酶清除率检查及淋巴管造影等），经保守治疗后，病情好转出院。

近期随访，患者自诉曾服用中药、辅以食疗等，现病情稳定，仍有间断腹泻，但水肿消退，生活、工作基本恢复正常。

五、文献复习

1. 胰腺间叶组织肿瘤占所有胰腺肿瘤的 1%～2%，胰腺囊性淋巴管瘤为较罕见的胰腺良性肿瘤，占所有淋巴管瘤的 1% 以下。

2. 其发病年龄无特异性，儿童常见。组织学起源尚不明，有遗传异常、创伤性病变、肿瘤性改变等观点。

3. 胰腺囊性淋巴管瘤临床表现常无特异性，可有腹痛、恶心、呕吐等。

4. 病理学特征：①淋巴管腔内壁衬有扁平内皮细胞。②淋巴管腔间的间隔有平滑肌筋膜。③淋巴液聚集在脆弱的胶原基质内。

5. 影像学检查有一定特点，CT可表现为胰腺组织内或胰腺组织旁边界清楚的囊状低密度肿块，囊内密度均匀，伴较多纤细分隔。MRI检查病灶呈T1WI低信号、T2WI高信号。EUS常示胰腺或胰周部边界清晰、壁光滑的多房囊性病变（囊壁菲薄，张力低）；囊腔呈大小不等的无回声或低回声区，伴纤细分隔（分隔厚薄均匀），囊内可有浆液、血性浆液或乳糜液；罕见钙化，囊内无乳头状凸起；淋巴管瘤可以生长在胰腺实质内，也可生长于胰腺外，通过蒂和胰腺组织相连。淋巴管瘤与其他囊性肿瘤难以鉴别时，EUS-FNA可辅助诊断。

6. 手术治疗为主，完整切除肿物后，多数患者预后良好，但病灶累及广泛者常因病灶难以彻底清除而致术后复发，故需随访复查。

（罗晓蓓 撰写 王晓艳 郭 涛 审校）

参考文献

[1] BHATIA V, RASTOGI A, SALUJA S S, et al. Cystic pancreatic lymphangioma. The first report of a preoperative pathological diagnosis by endoscopic ultrasound-guided cyst aspiration[J]. JOP, 2011, 12(5): 473-476.

[2] RAY R, BARUAH T D, MAHOBIA H S, et al. Pancreatic Lymphangioma: An Unusual Cause of Abdominal Lump[J]. Cureus, 2021, 13(11): e19452.

[3] VISCOSI F, FLERES F, MAZZEO C, et al. Cystic lymphangioma of the pancreas: a hard diagnostic challenge between pancreatic cystic lesions-review of recent literature[J]. Gland Surg, 2018, 7(5): 487-492.

[4] Mansour N M, SALYERS Jr. W J. Recurrence of a pancreatic cystic lymphangioma after diagnosis and complete drainage by endoscopic ultrasound with fine-needle aspiration[J]. JOP, 2013, 14(3): 280-282.

病例 10

青年女性体检发现胰腺占位

一、病史简介

患者，女性，33岁，因"体检发现胰腺占位1周"入院。

现病史：患者入院前1周体检腹部超声发现胰头部类圆形低回声占位，大小约16mm×15mm，多普勒显示病灶旁半环形血流信号，考虑为肿瘤性病变。

既往史：患者既往体健。

家族史及个人史：无特殊。

体格检查：剑突下有轻压痛，余无其他阳性体征。

实验室检查：相关实验室检查、CA19-9均未见异常。

二、影像解析

腹部CT：示门静脉增宽，肝钙化，胆囊胆汁淤积。

腹部MRI：示胰头部异常信号，考虑肿瘤性病变（图10-1）。进一步行EUS检查。

EUS胃内扫查：胰腺体尾部回声正常、胰管未见明显扩张；胰头部可见圆形低回声病灶，内部回声均匀，与周围组织界限清楚，病变与门静脉间高回声界面存在，病变旁胆胰管未见受侵表现，多普勒显示点状血流信号。

EUS十二指肠球部、降部扫查：同样可以看到边界清楚的圆形低回声病灶（图

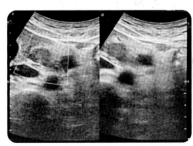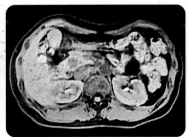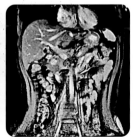

图10-1　体检腹部超声+MRI

10-2）。弹性成像显示病灶区域深蓝色提示组织硬度高，超声造影30秒可见自病灶边缘缓慢强化，约60秒呈低于周围胰腺组织的弱强化（图10-3）。

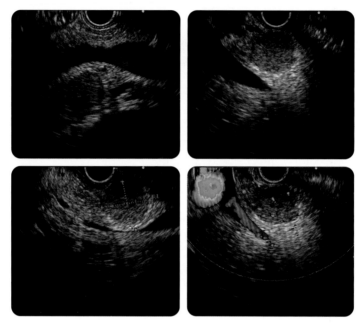

图10-2　EUS扫查

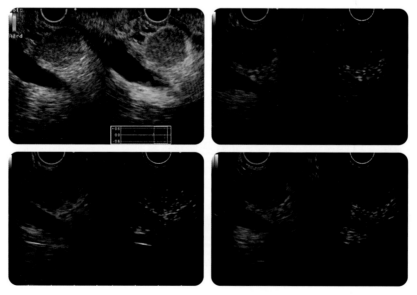

图10-3　弹性成像及超声造影

三、诊疗分析

该病例有以下特点：①年轻女性，体检发现胰腺占位，无明显症状和体征，肿瘤标志物正常。②CT、MRI检查未见周围脏器受侵和肿大淋巴结。③EUS示胰头部均匀低回声占位，边界规整、清晰，胆胰管未见明显异常，多普勒可见点状血流信号，弹性成像显示组织较硬，增强造影呈延迟低强化。

结合以上特点综合分析：病变无肿瘤浸润性生长表现，性质可能为良性或低度恶性，但需要与以下疾病鉴别。

1．胰腺癌　男性多见，好发于中老年人，胰头多见，可出现黄疸、消瘦等表现，CA110-9升高，EUS表现为形态不规则的低回声、无包膜、有浸润表现，通常为乏血供，与本例声像特征不符。

2．胰腺神经内分泌肿瘤　多为圆形或类圆形相对低回声区域，边缘常较光滑，也可表现为高回声和/或胰腺实质相似的等回声，声像图难与实性假乳头状肿瘤区别；然而胰腺神经内分泌肿瘤通常伴有血晕环，超声造影可表现为快进快退的团块状增强。

3．胰腺实性假乳头状肿瘤　因大小不同而表现多样，可呈实性或囊实性改变。其特征性增强模式为病灶内不均匀增强及等增强的包膜，即外周边缘等增强，内部不均匀增强伴快进快出增强模式，并且因坏死和出血而存在不增强区域。若出现囊性变，需与黏液性囊腺瘤（MCN）、导管内乳头状瘤（IPMN）、浆液性囊腺瘤（SCA）等囊性肿瘤鉴别。

4．炎症　胰腺最常见的炎性疾病是慢性胰腺炎，大部分呈弥漫性改变，少部分可表现局部包块，EUS下表现多样，包括胰腺大小、实质、胰管、边缘、异常回声块多种声像表现，其中实质内短棒状高回声、假小叶形成、胰管结石等具有特征性；自身免疫性胰腺炎EUS表现为胰腺实质呈弥漫性低回声增大，部分可见包鞘状外膜，呈腊肠样改变，胰管可见不规则节段性狭窄或管壁增厚，胆总管胰腺段狭窄、近端扩张，管壁可呈"三明治"样改变。

以上病变鉴别困难时EUS引导下穿刺获取组织病理学、细胞学检查有利于诊断。

为此，患者接受EUS引导细针穿刺活检。经EUS扫查主要鉴别诊断考虑胰腺神经内分泌肿瘤和实性假乳头状肿瘤，需要充足的组织学标本。选用19G穿刺针，共穿刺3针（图10-4），获得比较满意的组织学标本，经免疫组化诊断：胰腺实性假乳头状肿瘤（图10-5）。

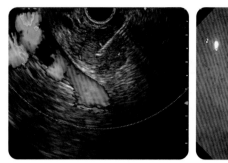
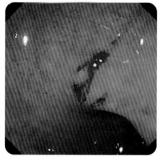
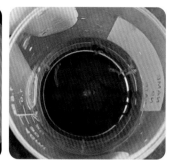

图10-4　FNA+穿刺点+标本

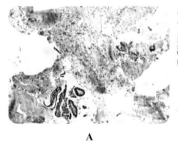
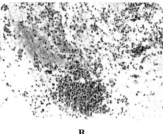
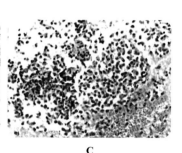

A　　　　　　　　　　　B　　　　　　　　　　　C

图10-5　穿刺标本病理学检查

注：A. HE×10；B. HE×20；C. HE×40。

　　诊断明确后行胰十二指肠切除术，术后剖开胰头可见类圆形灰白色瘤体，瘤体内可见穿刺针道，术后大体病理与穿刺活检病理一致（图10-6）。

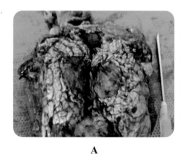
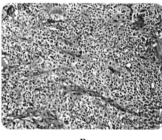
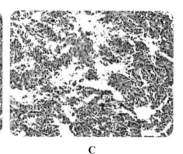

A　　　　　　　　　　　B　　　　　　　　　　　C

图10-6　术后标本及病理

注：A. 红色箭头所指为穿刺针道；B. HE×20；C. HE×40。

四、转归及随访

　　术后随访1年，患者一般状况良好，无肿瘤复发、转移等表现。

五、文献复习

胰腺实性假乳头状瘤（solid pseudopapilary neoplasm，SPN）是主要发生于年轻女性的胰腺低度恶性肿瘤，较少见，由形态一致、黏度较差的上皮细胞构成，具有特征性的假乳头状结构，常伴出血及囊性变。目前的研究多支持肿瘤起源于多能干细胞，其发生可能与β-联蛋白（catenin）基因突变、表达蛋白异常及E-cad膜表达的缺失密切相关。

临床缺乏特征性表现，多偶然发现或者瘤体较大出现相关压迫症状后诊断。

影像学表现与瘤体大小相关：>3cm时因出现坏死液化呈囊实性改变，囊腔多位于中央，也可能表现为蜂窝状；<3cm时以实性为主。约30%的SPN可出现钙化，钙化常位于肿块外周或内部实性部分，环壁钙化是SPN的特征性表现；EUS下因肿瘤囊实性成分不一而图像不同，实性病灶多表现为边缘清楚的低回声病变，囊性为主病变表现为无回声区周围可见低回声，低回声区域多位于病灶边缘，在低回声区域可见点状或环壁高回声钙化、后方伴有声影，病变与周围组织界限清楚，较少侵犯血管及胆胰管，弹性成像显示组织较硬；超声造影有特征性表现，由于肿瘤内部的混合成分，肿瘤内部表现出异质性增强，其内部表现为低增强，病变周围的包膜是SPN的独特特征，显示厚环强化，显示出99.5%的高度特异性。EUS引导细针穿刺抽吸术（EUS-FNA）诊断的灵敏度和特异度分别为91%和94%，确诊率在70%以上。合并囊性变者，SPN囊液多呈血性，拉丝试验阴性。SPN囊液淀粉酶<250U/L。

治疗首选手术，应根据SPN的位置、肿瘤直径及与血管的毗邻关系做好充分术前评估，在完整切除肿瘤、保证切缘阴性的前提下，尽可能选择最小化外科切除，保留残余胰腺及未受累器官的功能。

典型病理表现为周围细胞围绕小血管形成所谓的假乳头状结构，免疫组化方面SOX11和TFE3多表达于SPN，而在PNEN中阳性率较低。β-联蛋白、淋巴增强因子1、转录增强因子3联合检测确诊SPN的灵敏度达100%，特异度为92%，可为SPN的诊断提供新思路。

（温红旭　撰写　丁　震　吴　晰　审校）

参考文献

[1] 徐桂芳，张伟杰，彭春艳. 胰腺神经内分泌肿瘤的临床、病理及超声内镜特点[J]. 中华胰腺病杂志，2013，13（3）：166-169.

[2] 郑洁，谢晓燕. 慢性胰腺炎的超声内镜表现与诊断[J]. 中华医学超声杂志（电子版），2007，4（3）：171-174.

[3] 王洁玮，程芮，李鹏，等. 超声内镜在初步诊断自身免疫性胰腺炎者中的应用价值[J]. 临床和实验医学杂志，2021，10（20）：2226-2229.

[4] GOGGINS R A, WOOD M, LAURA D, et al. Pathological and molecular evaluation of pancreatic neoplasms[J]. Semin Oncol, 2015, 42(1): 28-39.

[5] 项剑瑜，吴加满，余捷，等. 胰腺实性假乳头状瘤螺旋CT表现与病理特征[J]. 中华普通外科杂志，2017，32（6）：473-476.

[6] WANG Y J, LI G H, YAN K, et al. Clinical value ofcontrast-enhanced ultrasound enhancement patternsfordifferentiating solid pancreatic lesions[J]. Euro Radiol, 2022, 32: 2060-2069.

[7] HABA S, YAMAO K, BHATIA V, et al. Diagnostic ability and factors affecting accuracy of endoscopic ultrasound-guided fine needle aspiration for pancreatic solid lesions: Japanese large single center experience[J]. J Gastroenterol, 2013, 48(8): 973-981.

[8] BICK B L, ENDERS F T, LEVY M J, et al. The string sign for diagnosis of mucinous pancreatic cysts[J]. Endoscopy, 2015, 47(7): 626-631.

[9] VAN DER WAAIJ L A, VAN DULLEMEN H M, PORTE R J. Cyst fluid analysis in the differential diagnosis of pancreatic cystic lesions: a pooled analysis[J]. Gastrointest Endosc, 2005, 62(3): 383-389.

[10] NIKIFOROVA M N, ASIF K A, FASANELLA K E. et al. Integration of KRAS testing in the diagnosis of pancreatic cystic lesions: a clinical experience of 618 pancreatic cysts[J]. Mod Pathol, 2013, 26(11): 1478-1487.

病例 11

从"雾里探花"到"拨云见日"——胰岛细胞瘤

一、病史简介

患者，男性，27岁，因"反复发作性意识丧失伴抽搐1年余"入院。

现病史：患者于1年前无明显诱因反复发作性意识丧失伴四肢抽搐，发作时双眼向右上凝视，呈阵发性发作，约每天夜间发作1次，每次持续1小时，可自行缓解，无角弓反张，无口吐白沫、多汗及尿便失禁。脑电图：双侧额极可见尖波、尖慢波频繁发放。

个人史：否认中毒及口服中药史。

二、诊疗解析

青年男性，发作性意识丧失伴四肢抽搐，发作时无角弓反张，无口吐白沫、多汗及尿便失禁，约每天夜间发作1次，每次持续1小时，可自行缓解；脑电图：双侧额极可见尖波、尖慢波频繁发放。

1. 诊断考虑症状性癫痫还是病理性癫痫 进一步行头颅MRI检查：双侧顶叶及半卵圆中心异常信号，考虑脱髓鞘改变（图11-1）。脑血流灌注图：双侧额叶、右侧颞叶、左侧颞叶局部、左侧颞枕交界区、双侧小脑见放射性分布稀疏，提示多部位脑血流灌注降低（图11-2）。病变大致定位在大脑后半部软脑膜、硬脑膜、脑实质。否认中毒及口服中药病史，故病理性癫痫诊断明确。

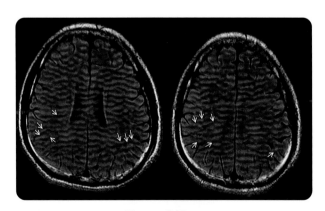

图11-1 头颅MRI

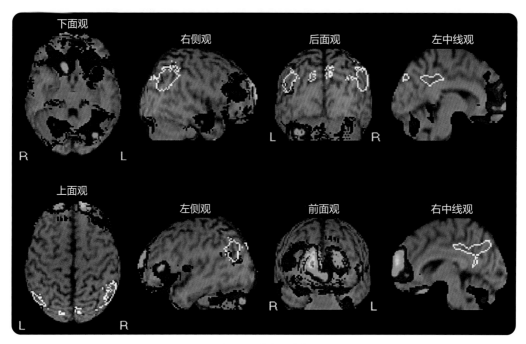

图11-2 脑血流灌注

治疗上予拉莫三嗪片100mg每天1次+50mg每晚1次，辅以营养神经、改善循环、醒脑、补充B族维生素、叶酸及碱化尿液等对症治疗。症状明显改善，发作时间缩短至30分钟以内，无四肢抽搐、双眼向上凝视等伴随症状，意识丧失仍存在。

2．脱髓鞘的病因是感染性还是免疫性　患者头颅MRI提示双侧顶叶及半卵圆中心脱髓鞘表现。患者进一步行自身免疫14项、抗中性粒细胞胞质型抗体（cANCA）、抗中性粒细胞核周抗体（pANCA）检查，均阴性。进一步行腰椎穿刺，脑脊液常规+生化检查结果见表11-1。

表11-1　腰椎穿刺抽取脑脊液常规+生化检查结果

缩写	项目	结果	单位	参考范围
COL	颜色	无色		无色
CLA	透明度	透明		透明
Pandy	蛋白定性	−		−～±
S-WBC	脑脊液白细胞计数	0	个/μl	0～8
S-RBC	脑脊液红细胞计数	0	个/μl	0
Cl	氯离子	130.3	mmol/L	120～130

缩写	项目	结果	单位	参考范围
GLU	葡萄糖	1.79	mmol/L	2.80～4.50
ADA	腺苷脱氨酶	0.0	U/L	
TP-C	总蛋白浓度	0.26	g/L	0.15～0.45

腰椎穿刺脑脊液常规示：脑脊液无色透明，未见异常红白细胞，葡萄糖含量极低（1.79mmol/L）。脑脊液中的葡萄糖来自血浆，进一步完善口服葡萄糖耐量试验（oral glucose tolerance test，OGTT）、胰岛素/C肽释放试验、饥饿试验。发现空腹血糖低，C肽、胰岛素水平显著升高，胰岛素/血糖比值＞0.3，两次饥饿试验进一步证实空腹血糖低，C肽和胰岛素水平显著增高（表11-2～表11-4）。进一步完善体位刺激试验、甲状腺功能5项、催乳素、皮质醇，未见明显异常。头颅CT及MRI：垂体未见明显异常。定性诊断高度怀疑胰岛细胞瘤。

表11-2 OGTT结果

采血时间/h	葡萄糖/（mmol/L）	C肽/（mmol/L）	胰岛素/（mmol/L）
0	1.2	5.51	52.61
1	10.22	未测	655.2
2	10.22	未测	241.8
3	8.88	未测	54.74

表11-3 胰岛素/C肽释放试验结果

时间/min	C肽/（ng/ml）	胰岛素/（μU/ml）
0	8.96	110
30	＞40	＞1000
60	＞40	＞1000
90	＞35.19	＞1000
120	31.07	841
180	27	657

表11-4　饥饿试验结果

	空腹血糖/（mmol/L）	C肽/（ng/ml）	胰岛素/（μU/ml）
第一次	2.03	8.43	122.10
第二次	2.66	8.95	100.11

3. 病变为单一病灶还是多发病灶　定位诊断，查腹部MRI：胰腺颈部见一大小约1.7cm×1.7cm病灶，T1WI呈低信号，T2WI呈高信号，动脉期强化，静脉期及延迟期低于胰腺实质（图11-3）。为进一步定位胰岛细胞瘤，行选择性动脉钙刺激检查（选择性动脉注射钙离子刺激后，相应供血区域胰岛素和C肽分泌增加，用于定位诊断），注射造影剂后发现胰腺颈部局部单一区域血管丰富，肠系膜上动脉18.3秒产生10倍以上的峰值，是3条动脉中最高的比值，因此病变定位在胰腺颈部。用EUS对胰腺进行全面扫查，于胰腺颈部可见一低回声占位，大小约1.7cm，内部回声均匀，血流信号丰富，无包膜、钙化及液化（图11-4），胰腺实质无明显萎缩，胰管直行，管壁无增厚，管腔无扩张或狭窄，内无占位征象。周边未探及明显肿大淋巴结影。声诺维造影后病灶可见明显强化，提示为富血供病变（图11-5）。

综上，目前考虑胰岛细胞瘤诊断明确，属于神经内分泌肿瘤。

病变为单一病灶。对于无远处转移、直径＜2cm可切除的神经内分泌肿瘤，根据指南建议如病灶是G2期或有临床症状或期望积极治疗者，可进行手术治疗。

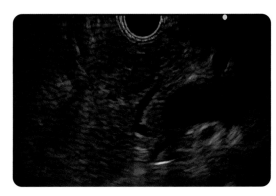

图11-3　腹部MRI平扫+增强

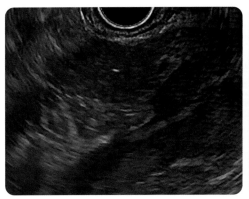

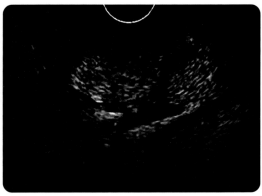

图11-4　胰腺EUS

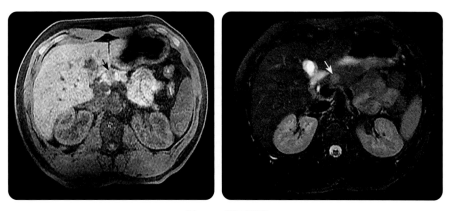

图11-5　超声造影

三、转归与随访

术后诊断为pNET，胰岛细胞瘤，ⅠA期（$T_1N_0M_0$），G2期，伴有渗透性脱髓鞘综合征（桥外髓鞘溶解），免疫组化：CgA（+）、Syn（+）、CD56（+）、CK（+）、Ki-67（+，3%）（图11-6）。

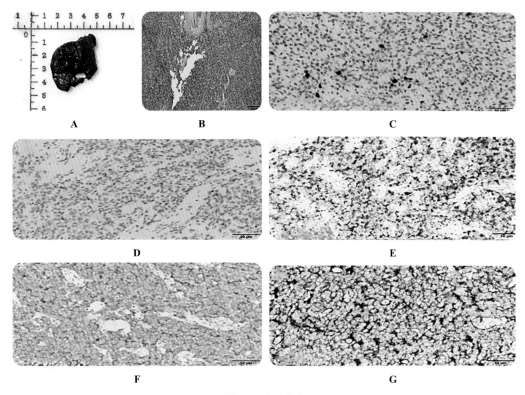

图11-6　免疫组化

A. 手术大体标本；B. HE×40；C. Ki-67（+，3%）；D. CK（+）；E. CgA（+）；F. Syn（+）；G. CD 56（+）。

术后6个月、12个月随访，患者再无抽搐与意识障碍发作。

四、诊疗启迪

渗透性脱髓鞘综合征（osmotic demyelination syndrome，ODS）包括脑桥中央髓鞘溶解（central pontine myelinolysis，CPM）和脑桥外髓鞘溶解（extra pontine myelinolysis，EPM）。几十年来，ODS一直被认为是快速纠正低钠血症的并发症。然而，近年来研究发现，一系列血液生化指标与ODS的发展密切相关。

根据以前的罕见病例报道，CPM可能与严重低血糖发作、严重高血糖发作或高血糖和低血糖之间的快速过渡有关。大脑比其他组织对低血糖更敏感，严重低血糖可伴有低磷血症、低钾血症或营养不良。然而，这些因素的综合作用可导致渗透应激，其程度可与快速纠正低钠血症后的情况相当。血浆渗透压迅速升高，脑细胞大量渗出，超出脑组织的正常代偿能力，导致脑细胞萎缩和脱水。本例癫痫发作症状复发1年以上，可能与长期低血糖引起ODS有关，MRI显示EPM病灶多发、散在、FLAIR高强度灶。EUS可全面评估胰腺实质，可对pNET的病灶精确描述，鉴别分化程度（表11-5），同时可以筛查是否存在多发病灶，必要时还可行EUS引导穿刺活检术，以获取病理学诊断。

表11-5　pNET的EUS鉴别要点

分化类型	实性或囊性	边界	内部结构	血供情况
高分化pNET（G_1、G_2期）	实性为主	清晰、规整	均匀	丰富
低分化pNET（G_3期）	可伴囊性变	不规整	不均匀	浸润时伴乏血供征象

（乔伟光　撰写　徐　灿　审校）

参考文献

[1] DADAN J, WOJSKOWICZ P, WOJSKOWICZ A. Neuroendocrine tumors of the pancreas[J]. Wiad Lek, 2008, 61(1-3):434-437.

[2] LEE L, ITO T, JENSEN R T. Imaging of pancreatic neuroendocrine tumors: recent advances, current status and controversies[J]. Expert Rev Anticancer Ther, 2018, 18(9): 837-860.

胰腺占位——胰母细胞瘤

一、病史简介

患者，女性，37岁，因"间断上腹隐痛5年，加重伴腰背痛1年"入院。

现病史：患者5年前因上腹隐痛在我院中医科住院，行上腹部CT提示慢性胰腺炎；胰头钩突肿块样改变，慢性肿块型胰腺炎与胰腺癌需鉴别，前者可能性大（图12-1）。诊断为慢性肿块型胰腺炎，予抗炎、解痉、镇痛等对症支持治疗后症状好转出院。近1年腹痛较前加重，平卧时疼痛明显，屈膝、侧卧及坐位时减轻，无其他伴随症状。目前一般情况尚可，大小便正常，体重无明显变化。

实验室检查：血常规、肝肾功能、血/尿淀粉酶、脂肪酶、AFP、CEA和CA19-9无明显异常。

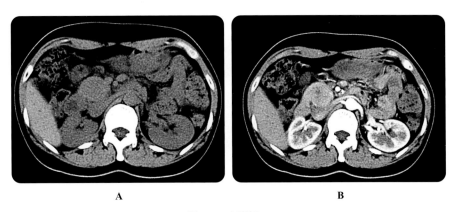

A   B

图12-1 上腹部CT

二、影像解析

2019年7月腹部CT：胰头占位性病变，较前明显增大（2014年7月），考虑为恶性肿瘤，实性假乳头状肿瘤可能性大。胰体尾萎缩，考虑慢性胰腺炎，建议行增强MRI进一步检查。

2019年7月MRI：原胰头区占位性病变病灶较前增大，性质多考虑为实性假乳头状肿瘤恶性变。

2019年7月PET-CT：胰腺头部软组织肿块，边界清晰，边缘较光滑，大部分组织代谢增高，部分组织代谢未见增高，考虑为肿块型胰腺炎，建议定期复查；胰腺体尾部萎缩，主胰管扩张（图12-2）。

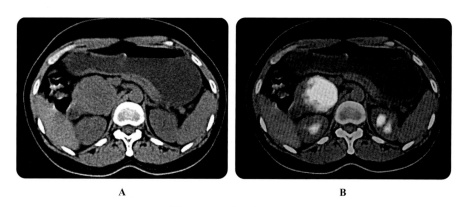

A   B

图12-2　2019年7月PET-CT

三、诊疗解析

因患者胰头占位较5年前明显增大，CT及MRI考虑恶性，PET-CT提示良性，为明确诊断拟行EUS引导细针穿刺抽吸术（EUS-FNA）。EUS下可见胰头部类圆形实性肿块，大小约5.5cm×5.0cm，边缘光滑，包膜完整，多普勒血流图显示内部少量血流信号，考虑神经内分泌肿瘤或实性假乳头状肿瘤可能。采用Cook Echotip Ultra-22G穿刺针，扇形穿刺法，10ml负压，穿刺3针，可见大量组织条（图12-3）。

EUS-FNA病理学检查（图12-4）：送检组织见瘤细胞巢团状排列，局部呈腺样结构，细胞圆形或卵圆形，胞质淡红染，核圆形或卵圆形，染色质细腻；间质纤维组织增生伴慢性炎症细胞浸润。免疫组化：CK（+）、Syn（少量+）、CgA（少量+）、CD56（+）、P53（+，野生型，20%）、CK7（-）、CK8（+）、AFP（-）、CD31（-）、Ki-67（+，10%）、CK5/6（-）、P40（局灶+）、P63（局灶+）。诊断：胰母细胞瘤。

患者2019年7月28日行胰十二指肠切除术，2019年7月30日手术病理（图12-5A）：（胰腺）胰母细胞瘤，见3处肿物，直径分别为0.5cm、1.0cm、4.0cm；可见血管内癌栓（图12-5B）及神经侵犯，未侵犯十二指肠；十二指肠切缘、胃切缘、胰腺切缘、肝总管断端未见肿瘤组织残留；送检（第9组淋巴结、第8~12组淋巴结）淋巴结未见肿瘤转移（0/2、0/2）；慢性胃炎，未见肿瘤组织浸润；慢性胆囊炎，未见肿瘤组织浸润。

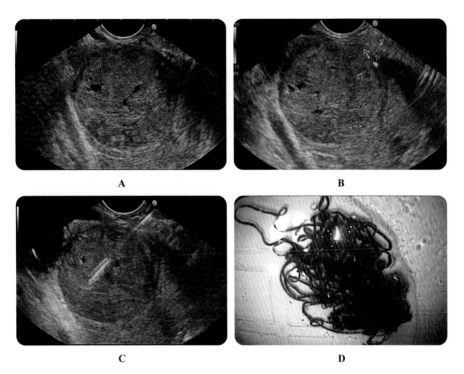

图12-3　超声内镜

图12-4　EUS-FNA穿刺病理（HE×400）
注：箭头所示为鳞状小体，
为胰母细胞瘤特征性表现。

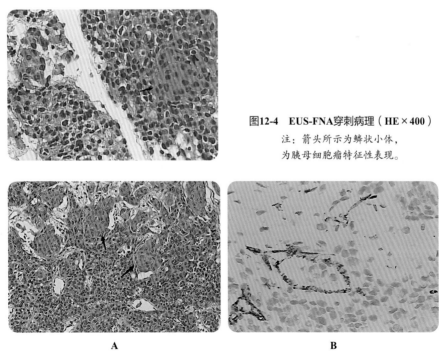

图12-5　手术标本病理
注：A.箭头所示鳞状小体；B.CD31免疫组化所示血管内癌栓（×400）。

四、转归与随访

术后患者规律随访，2021年7月15日复查腹部增强CT（图12-6）和胃镜（图12-7），均未见肿瘤复发征象。

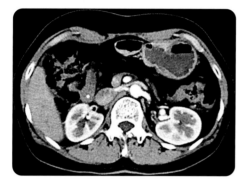

图12-6　腹部增强CT

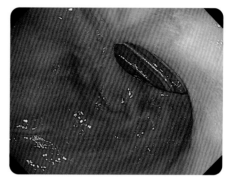

图12-7　胃镜

五、诊疗启迪

这是一例成人胰母细胞瘤，相对罕见，从最初发现病变到内镜诊治、手术切除及术后随访历时近8年。胰母细胞瘤多发生于儿童，且常小于10岁，儿童患者的中位年龄约为4岁，仅有极少数病例见于10岁以上患者。约50%的病例位于胰头部，其余分布于胰体或胰尾。没有稳定升高的血清肿瘤标志物。该病例为37岁女性，发现胰头部占位5年，开始误诊为肿块型胰腺炎，5年后发现胰头占位明显增大，行各种影像学检查均无法明确诊断。对于有明确的EUS-FNA指征者，可以为临床诊断提供最终的病理学证据。在EUS下胰母细胞瘤表现为边界清楚的实性低回声占位，可伴有钙化，与神经内分泌肿瘤相似，但是后者的回声更低、血运更丰富，边缘有明显的环状血流，该病例在这几点上与神经内分泌肿瘤不同。此外，还需要与实性假乳头状肿瘤鉴别，但是无论是影像学还是EUS，鉴别诊断均存在很大的困难，最终还要依靠组织病理学诊断，在病理上鳞状小体是胰母细胞瘤形态学特征之一。鳞状小体可以是大的上皮样细胞岛，也可以是旋涡状梭形细胞巢，或是角化的鳞状细胞岛。鳞状小体较周围细胞而言，核更大、更倾向于卵圆形。综上，对于诊断不明或者影像学诊断存在疑问的病例可以行EUS-FNA获取病理学证据，有助于患者的临床诊断及治疗。如果该患者5年前行EUS-FNA或许可以在肿瘤较小时行外科手术治疗，这样会降低手术难度及风险，改善临床预后。

（李　跃　撰写　徐　灿　审校）

参考文献

[1]　REID M D, BHATTARAI S, GRAHAM R P, et al. Pancreatoblastoma: Cytologic and histologic analysis of 12 adult cases reveals helpful criteria in their diagnosis and distinction from common mimics[J]. Cancer Cytopathol, 2019, 27(11): 708-719.

[2]　BIEN E, GODZINSKI J, DALL'IGNA P, et al. Pancreatoblastoma: a report from the European cooperative study group for paediatric rare tumours (EXPeRT)[J]. Eur J Cancer, 2011, 47(15): 2347-2352.

病例 **13**

罕见的胰腺恶性肿瘤：
胰腺成人型胰母细胞瘤伴神经内分泌分化

一、病史简介

患者，男性，67岁，因"体重下降2年，发现胰腺及肝脏占位1周"入院。

现病史：近2年患者有意减重（以饮食控制+运动为主），体重减轻约20kg，未予关注。1周前因发现糖耐量异常就诊外院，查腹部超声发现胰尾5.5cm×3.5cm大小不均质包块，回声不均匀，肝实质内亦见数个低回声包块，部分形态欠规则，边界尚清。患者无腹痛、背痛、腹胀、恶心、呕吐、腹泻、皮肤黄染等。食欲稍减退，大小便同常。

既往史：既往体健。

个人史：吸烟史30余年×20支/日。

家族史：母亲患肺癌去世。

体格检查：生命体征平稳，体形偏胖，浅表淋巴结未触及肿大。心肺无特殊。腹软，全腹无压痛、反跳痛，腹部未触及包块。余无特殊。

实验室检查：血常规无异常。TBil 10.5μmol/L，DBil 4.1μmol/L，GGT 238U/L，ALP 256U/L。CA19-9 > 1000U/ml，CA242 > 200U/ml，AFP 12.17ng/ml，余CEA等肿瘤标志物无明显异常。

二、影像解析

腹盆腔增强CT+胰腺薄扫：胰体尾部饱满，可见团片状低密度影，密度欠均匀，增强呈低强化，最大范围约6.6cm×2.8cm，病变部分包绕腹腔干（图13-1A），肝内多发大小不等类圆形稍低密度影，增强见环形强化（图13-1B），胰周、肝门部见多发饱满淋巴结影（图13-1C）。

^{18}F-FDG PET：胰体尾部软组织密度占位，密度欠均匀、边界不清、放射性摄取增高，SUV$_{max}$ 7.4，病变部分包绕腹腔干（图13-2）；胰体尾病变周边多发淋巴结，放射性摄取轻度增高，SUV$_{max}$ 1.4；肝多发稍低密度占位；放射性摄取增高，

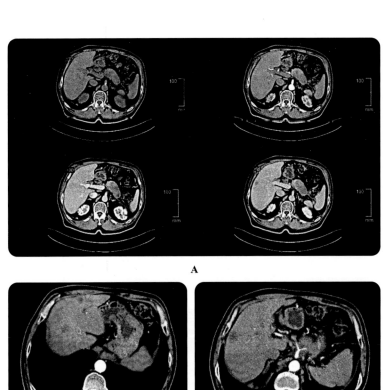

图13-1　腹盆增强CT+胰腺薄扫

注：A.胰体尾占位；B.肝内占位；C.胰周淋巴结。

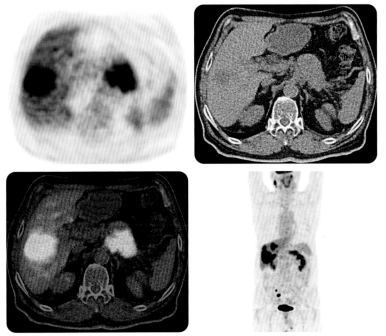

图13-2　^{18}F-FDG PET

SUV_{max} 9.4；骶骨右侧多发代谢增高灶，SUV_{max} 10.4。胰体尾部代谢增高占位，考虑恶性病变，病变部分包绕腹腔干，胰周多发淋巴结转移可能；肝多发占位，代谢增高，考虑转移灶；骶骨多发代谢增高灶，考虑骨转移。

腹部增强MRI：胰体尾部饱满，见团块状异常信号影，信号不均匀，呈稍长T1长T2信号，内见斑片状短T1信号，增强扫描呈轻度强化（图13-3）。

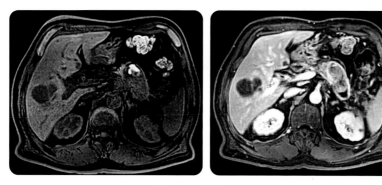

图13-3 腹部增强MRI

EUS（纵轴EUS，GF-UCT260，日本奥林巴斯）：胰尾部可见一处低回声实性占位，边界清楚，截面大小4.1cm×3.1cm，内部回声不均匀，可见小的无回声区，弹性成像偏硬（图13-4A、B），余胰腺各部形态规则，内部回声均匀，胰管规整，无扩张，未见明确占位病变，胰头部胆管无扩张（图13-4C）。EUS引导下予19G Cook普通穿刺针经胃体穿刺病灶，采用5ml负压方式，扇形穿刺病灶10～15个来回，共2针，标本置于玻片，可见黄白色组织条，挑取组织条置入福尔马林溶液固定，剩余成分涂片8张用95%乙醇固定送检细胞学，并送检液基细胞学1份。病理学检查结果（图13-5）回报：涂片、TCT及细胞块找到肿瘤细胞，TCT及细胞块免疫组化结果：AE1/AE3（+），CK7（－），CgA（+），Ki-67（index 8%），Syn（+），P53（野生型），ATRX（+），SSTR2（1+），MGMT（部分+），IMP3（－），考虑符合神经内分泌瘤（NET

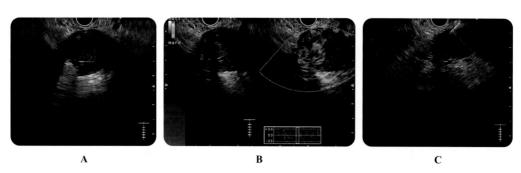

A   B   C

图13-4 EUS

G2）。因考虑本患者临床影像学表现与常见的神经内分泌肿瘤有所差异，经临床病理充分讨论，加做基因检测见*APC*基因失活突变，补充免疫组化结果提示β-联蛋白（部分核+）、p63（−），结合上述结果，考虑为成人型胰母细胞瘤，伴广泛神经内分泌分化。

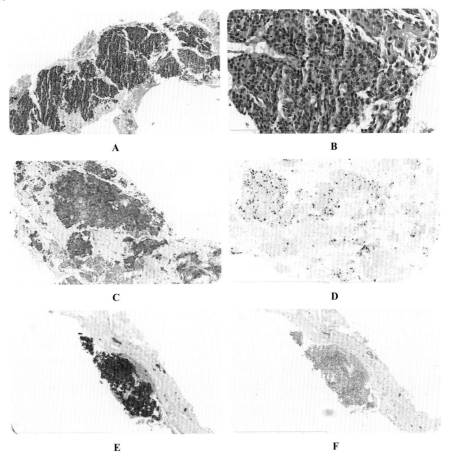

图13-5 病理检查结果

注：A.HE染色（×10）；B.HE染色（×40），见肿瘤细胞；C.CgA染色（×10）阳性；
D.Ki-67染色（×10）阳性；E.β-联蛋白染色（×10）部分核阳性；F.p63染色（×10）阴性。

三、诊疗分析

本患者为老年男性，隐匿起病，伴消瘦及CA19-9明显增高，体检发现胰腺实性占位，伴肝内多发病灶，且肝内病灶增强CT见环形强化，符合转移癌的影像学表现，考虑胰腺实性肿瘤较为明确。从鉴别诊断方面，需考虑以下疾病。

1. 胰腺导管腺癌 胰腺导管腺癌占所有胰腺肿瘤的85%，是胰腺实性肿瘤中首先需考虑的诊断，可有疼痛、黄疸、体重减轻，也可无明显症状而偶然发现，CA19-9升高对胰腺癌的灵敏度为70%~92%，特异度为68%~92%。CT多表现为胰腺内边界不清的低密度肿块，可有包括胰管截断、胰管或胆总管扩张、肠系膜上动脉包绕等间接征象。典型的超声表现是低回声、乏血供的实性包块，边缘可不规则，内部若有肿瘤组织坏死也可以有回声不均表现，肿块周边可能有不同程度的血管侵犯，也可以有不同器官包括肝在内的侵犯或转移。

2. 胰腺神经内分泌肿瘤　胰腺神经内分泌肿瘤如有功能，可出现各种内分泌激素相关的症状，如低血糖、消化性溃疡、胰高血糖素相关症状等，但也有非功能性胰腺神经内分泌肿瘤早期并无明显症状，因而有许多病例在诊断时已有转移。由于胰腺神经内分泌肿瘤通常血供丰富，CT上胰腺病灶多为类圆形病变、低密度灶或囊性病变，增强CT则在动脉早期增强，门脉期廓清，呈现"快进快出"表现。在MRI中，胰腺神经内分泌肿瘤的典型特征为短T1长T2信号表现，其转移灶通常也是富血供的。在EUS下通常表现为边界清楚的低回声结节，少数可表现为高回声结节，如行超声造影检查可见内部丰富的血流信号。

3. 胰腺腺泡细胞癌　胰腺腺泡细胞癌可有AFP增高，影像学上与胰腺导管腺癌密度相近，但通常体积更大，其内可有钙化和囊性成分，而相较于有囊性成分的胰腺神经内分泌肿瘤，腺泡细胞癌血供没有那么丰富。

4. 胰腺实性假乳头状肿瘤　胰腺实性假乳头状肿瘤更多见于青中年女性，多数有腹痛、恶心、呕吐等临床症状，即便是长在胰头区域，也很少会出现黄疸，在诊断初期也较少出现转移。其在CT上通常有实性和囊性成分而呈现混杂密度，边界清楚。在MRI上呈现长T1短T2信号，可有出血性成分，整体边界清楚。

5. 胰腺淋巴瘤　胰腺淋巴瘤的患者通常会有消瘦、发热、盗汗等全身症状，分为局灶型或弥漫浸润型，伴周围淋巴结明显肿大。从影像学上局灶型呈现低密度占位，弥漫浸润型类似于胰腺炎表现。如果是胰头的淋巴瘤，通常不会引起上游胰管的扩张，这点与胰腺导管腺癌不同；如果是弥漫浸润型，通常不会出现胰腺炎的临床表现。

6. 其他胰腺实性肿瘤　可有胰腺的转移癌、胰母细胞瘤等，均相对罕见。

结合本例患者而言，其肿物在CT上呈现低密度、欠均匀、边界不清的实性占位，增强呈现乏血供特点，MRI呈现稍长T1长T2信号为主，内部见片状短T1长T2信号，EUS见低回声病变为主，其内有小片无回声区。从影像学而言整体考虑胰腺导管腺癌可能性较大，但最初的穿刺病理提示神经内分泌肿瘤可能，与影像学表现有所差异，尤其是在增强CT中胰腺神经内分泌肿瘤多呈现"快进快出"的富血供表现，而在MRI中也多呈现短T1长T2信号。这种不符合引起了我们进一步深究的兴趣，因此送检了基因检测，而基因检测发现 *APC* 基因第16号外显子无义突变（NM_000038.5：C. 3982C > T（p.Q1328*），丰度63.29%，为功能缺失性突变。结合 *APC* 突变和免疫组化的结果，考虑该患者为成人型胰母细胞瘤伴广泛神经内分泌分化。

四、转归与随访

确诊后患者口服索凡替尼300mg每天1次，治疗1个月，复查CA19-9 48 052U/ml，CA15-3 78.6U/ml，促胃液素释放肽前体（pro-gastrin-releasing peptide，ProGRP）90.6pg/ml，考虑患者已出现广泛转移，有一线化疗指征，结合文献，除外禁忌后，行2程顺铂+表阿霉素治疗，具体为顺铂140mg，第一天持续静脉注射24小时+表阿霉素144mg持续静脉注射48小时。此后出现肝功能恶化，复查影像学提示肝内转移病灶增多增大，后续出现感染及脓毒症休克，于诊断后4个月去世。

五、诊疗启迪

胰母细胞瘤早先被认为是罕见的婴幼儿胰腺肿瘤，从组织学上非常类似于胚胎第7周时的正常胰腺组织，占不到胰腺肿瘤性病变的1%，而成人型胰母细胞瘤则更加罕见，目前均仅有个案报道，总数不足百例。尽管其有明显的胚胎来源特点，存在神经内分泌细胞成分、腺泡细胞中的酶原颗粒和甲胎蛋白的存在均提示这种肿瘤可能是由多能干细胞分化而来。胰母细胞瘤没有胰腺导管腺癌常见的 *KRAS* 癌基因或 *p53* 抑癌基因突变，而被报道有 *APC*/β-联蛋白通路的突变，也正是由于这些突变，有学者认为其可能与其他的胚胎期肿瘤如肝母细胞瘤有所联系。大多数的胰母细胞瘤患者自儿童时期起病，中位发病年龄为5岁，最常见的是亚裔的男性婴幼儿。临床症状多数不特异，可能包括腹痛、腹部包块、黄疸、体重下降、慢性腹泻和上消化道出血等。实验室检查对于诊断的帮助不大，有时可以发现贫血和因胆道梗阻或转移导致的肝功能异常。诊断最终依靠病理学检查，而EUS检查对于获取病理组织有重要价值。但从细胞学上获得胰母细胞瘤的诊断会有一定难度，因为这类肿瘤可以有多种细胞方向的分化，因而细胞成分非常混杂。其特征性的征象包括混合了腺泡细胞、内分泌细胞、胰岛细胞和导管上皮成分，以及一些胰腺组织胚胎时的遗留成分，鳞状小体的存在也是一个重要的特征，免疫组化染色则可以确定不同细胞谱系相关的标志物，如细胞角蛋白、胰蛋白酶、突触素、β-联蛋白和甲胎蛋白。像本例患者一样，通过EUS穿刺获取到足够的组织条明确胰母细胞瘤诊断的非常少见。在本例病例的诊疗过程中，由于我们结合患者的影像学及核医学检查，注意到病变有独特的影像学特点，所以选取了较粗内径的19G穿刺针，并且在穿刺过程中运用了负压以获得尽可能多的标本量，同时在后续初步病理学检查回报后没有放弃本病例影像学不符合典型的神经内分泌肿瘤的疑点，进行了进一步的基因检测和免疫组化工作，最终获得明确诊断。

从预后而言，成人型胰母细胞瘤有17%～35%的病例在诊断时已经被发现有邻近脏器或远处转移，肝、淋巴结和肺是最常见的转移灶。如果没有机会行治愈性切除，多数患者的生存期较短，仅为诊断后数月，而目前最佳诊疗方案亦尚无统一推荐。有部分病例报道中报道了联合应用吉西他滨、顺铂和多西环素的化疗方案，在未完整切除的患者的舒缓性治疗中放疗也有一定作用。

本例病例体现了EUS对胰母细胞瘤的诊断价值，为胰腺实性肿物的病因鉴别拓展了思路。

（杨莹韵　撰写　冯云路　吴　晰　审校）

致谢：本例病例在诊断过程中得到北京协和医院病理科肖雨副教授、北京协和医院肿瘤内科程月娟副教授和北京协和医院核医学科朱文佳医师的大力支持。

参考文献

[1] REID M D, BHATTARAI S, GRAHAM R P, et al. Pancreatoblastoma: Cytologic and histologic analysis of 12 adult cases reveals helpful criteria in their diagnosis and distinction from common mimics[J]. Cancer Cytopathol, 2019, 127(11): 708-719.

[2] NUNES G, COELHO H, PATITA M, et al. Pancreatoblastoma: an unusual diagnosis in an adult patient[J]. Clin J Gastroenterol, 2018, 11(2): 161-166.

[3] DHILLON J. Non-Ductal Tumors of the Pancreas[J]. Monographs in clinical cytology, 2020, 26: 92-108.

[4] IGLESIAS-GARCIA J, DE LA IGLESIA-GARCIA D, OLMOS-MARTINEZ JM, et al. Differential diagnosis of solid pancreatic masses[J]. Minerva gastroenterologica e dietologica, 2020, 66(1): 70-81.

[5] MORRISSEY G, COHEN P, JULVE MJBCR. Rare case of adult pancreatoblastoma[J]. BMJ Case Rep, 2020, 13(4): e233884.

[6] NIGER M, PRISCIANDARO M, ANTISTA M, et al. One size does not fit all for pancreatic cancers: A review on rare histologies and therapeutic approaches[J]. World J Gastrointestinal Oncol, 2020, 12(8): 833-849.

[7] ZHANG X, NI S J, WANG X H, et al. Adult pancreatoblastoma: clinical features and Imaging findings[J]. Sci Rep, 2020, 10(1): 11285.

[8] KEARNEY J F, ADSAY V, YEH J J. Pathology and Molecular Characteristics of Pancreatic

Cancer[J]. Surg Oncol Clin N Am, 2021, 30(4): 609-619.

[9]　OMIYALE A O. Adult pancreatoblastoma: Current concepts in pathology[J]. World J Gastroenterol, 2021, 27(26): 4172-4181.

[10] SUEMITSU Y, ONO Y, MIZUKAMI Y, et al. A Case of Adult Pancreatoblastoma With Novel APC Mutation and Genetic Heterogeneity[J]. Front Oncol, 2021, 11.725290.

[11] ZHOU J, XIE J, PAN Y, et al. Detection of Adult Pancreatoblastoma by 18F-FDG and 68Ga-DOTATATE PET/MR[J]. Clin Nucl Med, 2021, 46(8): 671-674.

[12] BENHAMIDA J K, VYAS M, TANAKA A, et al. Pancreatoblastomas and mixed and pure acinar cell carcinomas share epigenetic signatures distinct from other neoplasms of the pancreas[J]. Mod Pathol, 2022, 35(7): 956-961.

[13] WANG Q, REID M D. Cytopathology of solid pancreatic neoplasms: An algorithmic approach to diagnosis[J]. Cancer Cytopathol, 2022, 130(7): 491-510.

病例 **14**

胰腺尾部实性占位——胰腺内副脾

一、病史简介

患者，男性，41岁，因"中上腹痛1月余"入院。

现病史：患者1月余前出现中上腹部胀痛，伴嗳气，进食或饮酒后症状明显，不伴恶心、呕吐，无腹泻、发热，外院就诊查胰腺MRI提示胰尾部见一占位性病变。

既往史：既往高血压病6年余，未规律服药，平素血压140/90mmHg左右。1年前诊断"腔隙性脑梗死"。

个人史：饮酒25年，白酒100～250克/天。

体格检查：无特殊。

实验室检查：血常规、肝功能、CEA、CA19-9、血淀粉酶、IgG4及自身免疫指标均无异常。外院CT诊断胰尾占位。

二、影像解析

腹部MRI见胰尾部一结节影，大小约2.8cm×1.7cm，T1WI呈低信号，T2WI呈中高信号，弥散加权成像（diffusion weighted imaging，DWI）信号增高，增强后强化不均匀，门脉期及延迟期强化趋于均匀，其余部分胰腺信号未见明显异常，胰管未见明显扩张。影像诊断：胰尾部结节，考虑异位副脾（图14-1）。

EUS检查（主机奥林巴斯ME2，超声镜UCT260）：胰尾部可见一类椭圆形低回声病灶，回声尚均匀，边界尚清晰，其中一截面大小约21.7mm×14.3mm（图14-2A），其余胰腺实质回声未见异常，胰管未见明显异常。病灶回声强度比周围胰腺组织低，与脾组织回声相似。弹性成像观察到病灶呈绿色、蓝色混合存在，与脾的弹性成像图相似（图14-2B）。肘静脉注入声学造影剂声诺维2.5ml行EUS下谐波增强造影（contrast-enhanced harmonic endoscopic ultrasonography，CEH-EUS），可见胰尾病灶呈稍低增强改变（图14-2C）。

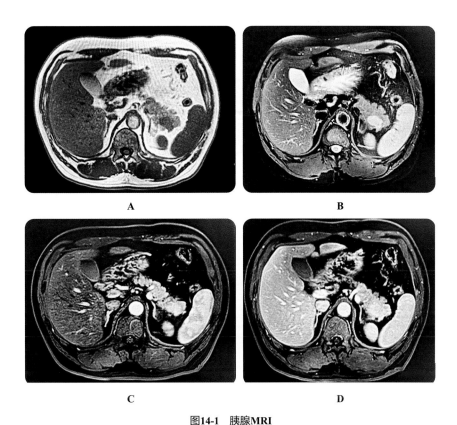

图14-1 胰腺MRI

注：胰尾部实性病灶，胰管未见明显扩张。A. T1WI呈低信号；B. T2WI呈中高信号；
C. 动脉期可见胰尾病灶强化不明显；D. 门脉期可见胰尾病灶延迟强化趋均匀。

三、诊疗分析

胰尾部实性占位，根据超声特点，考虑胰腺内副脾可能。胰腺为副脾的一个常见发生部位，男女均可发生，多位于胰尾，CT上表现为密度稍高于胰腺，与脾密度相同。MRI T1加权像表现为低信号，T2加权像表现为高信号，与脾信号一致，直径一般在1.0~2.5cm，超声声像学特点与脾类似，但需要与以下疾病鉴别。①胰腺导管细胞癌：占胰腺肿瘤的90%，预后差，首先需要除外。胰腺导管细胞癌多发生在60岁以上人群，60%~70%位于胰头，CT表现为乏血供肿瘤，为等或低强化改变。MRI T1加权像上表现为延迟增强。②胰腺实性假乳头状肿瘤：占胰腺肿瘤的1%~2%，病灶可位于胰头或者胰尾，进展中CT表现为边界清晰的囊实性病灶，提示内部有出血、退变，MRI T1及T2加权像信号不均。但病变好发于20~30岁，女性发病率显著高于男性。③胰腺神经内分泌肿瘤：占胰腺肿瘤的1%~5%，可发生于胰腺各个部位，有分泌功能者伴有相应症状，部分为无功能型，CT表现为富血供、增强快衰减、等密度病灶，MRI T1加权像为低信号，呈环状增强改变，T2加权像为高信号；EUS表现为类圆形边界清楚中低回声，造影表现为显著强化。④转移性肿瘤：3%～12%进展期肿瘤患者可以出现胰腺转移，原发性恶性肿瘤主要包括肺、乳腺、胃肠道和肾肿瘤，以及黑色素瘤、淋巴瘤和骨肉瘤，其中肾透明细胞癌最为常见。大多数转移病灶表现为体积大、异质性强、边界清楚的肿块，其影像学特征包括病灶多发、血供丰富，与原发肿瘤一致且病灶会逐渐增大。

为明确诊断，获得病理学证据非常重要。选择进行EUS引导细针穿刺抽吸术（EUS-FNA）（图14-2D）。共穿刺3针，每针以微负压法反复穿插病灶20次，均获得组织条及较多细胞。快速细胞染色（刘氏染色）和细胞涂片HE染色，可见小淋巴细胞、中性粒细胞、组织细胞及腺泡细胞，有血小板聚集物，未见肿瘤细胞（图14-3A、B）。穿刺组织置入甲醛溶液后，可见到较多白色组织条，组织条HE染色可见纤维素样物，其中见散在或巢状分布的淋巴细胞（图14-4A）。免疫组化染色示：CD20阳性的B淋巴细胞呈巢状分布伴树突网（CD23⁺）结构，CD3阳性的T淋巴细胞散在分布，CD8显示清楚的窦隙结构（图14-4B），考虑胰腺内副脾（intrapancreatic accessary spleen，IPAS）。

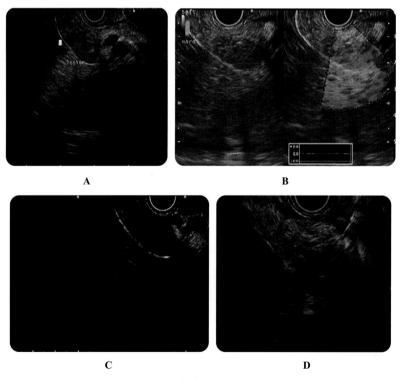

图14-2　EUS扫查及EUS-FNA

注：A. EUS见胰腺尾部一类椭圆形低回声病灶；B.弹性成像提示病灶的色调以蓝绿色为主，硬度与脾相似；
C.谐波增强造影提示胰尾病灶与周边正常胰腺组织相比呈稍低增强改变；D. EUS-FNA。

结合患者病史、影像学及EUS表现、EUS-FNA取材部位及免疫组化染色结果，患者胰尾部占位确诊为胰腺内副脾，无须进一步治疗。

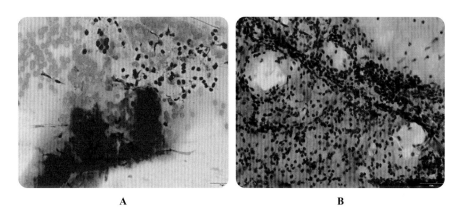

图14-3 穿刺细胞染色

注：可见小淋巴细胞、中性粒细胞、组织细胞，少量腺泡细胞及血小板聚集物。

A：刘氏染色（×400）；B：HE染色（×400）

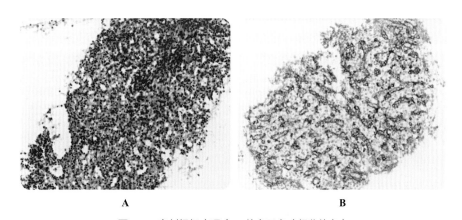

图14-4 穿刺组织病理（HE染色及免疫组化染色）

注：见散在或巢状分布淋巴细胞。A：HE染色（×200）；B：免疫组化染色（×200），窦隙结构上皮表达CD8。

四、转归与随访

患者EUS-FNA术后无腹痛、发热等不适，术后24小时淀粉酶水平正常。1年后随访，患者无明显不适，病灶较前无明显变化。

五、文献复习

副脾是指正常脾结构外存在的脾组织，其最常见的部位是脾门或脾蒂，其次为胰尾部，其他可能部位包括胃脾韧带、肠系膜、大网膜和腹膜后。在一项连续1000例次腹部CT扫描的研究中，副脾的发生率为15.6%，IPAS占副脾的比例为1.28%。既往IPAS通常需要通过外科手术获得诊断，术前很少能够正确诊断。一项纳入11例IPAS手术患者的研究发现，有10例在术前被误诊为无功能内分泌肿瘤或胰岛细胞瘤。

随着CT和MRI的对比度和空间分辨率越来越高，其在临床上的应用也越来越广泛，IPAS的检出越来越常见。IPAS最重要的影像学特征为密度或信号及强化方式与脾相似，但目前仍没有可靠的放射学标准来诊断IPAS或区分IPAS与胰腺神经内分泌肿瘤、腺泡细胞癌、转移癌等肿瘤。超顺磁性氧化铁增强（superparamagnetic iron oxide-enhanced，SPIO-enhanced）MRI检查，发现T2加权像上IPAS信号强度和脾信号降低程度一致，或^{99m}锝闪烁扫描术确认病灶内出现高浓度的热损伤红细胞，表现与脾相同，两种影像学方法可确诊IPAS，但尚未普及。

IPAS在EUS下能够发现其回声特征与脾实质基本一致。目前通过EUS-FNA确诊的IPAS个案报道有30余例，Renno等回顾了这些患者的临床资料，发现43.7%患者有症状，25%患者既往有外伤或腹部手术史，90.6%的IPAS位于胰尾部，仅6.2%位于胰头部，3.1%位于胰体部，IPAS的平均直径为（1.76 ± 0.71）cm（1.0～3.6cm）；在形态学上38.8%为椭圆形，61.1%为圆形。76.9%患者表现为低回声，15.3%患者表现为等回声，7.6%患者表现为低/等回声；90.4%患者超声图像显示出病灶边界清楚，9.5%患者病灶边界模糊；92.8%患者回声均一，7.1%患者回声不均一。然而，IPAS与胰腺神经内分泌肿瘤外形相似，会影响IPAS的诊断，研究显示即使拥有丰富的操作经验，内镜医生依靠EUS诊断IPAS的误诊率仍高达50%，约有45.5% IPAS在EUS检查中被误诊为胰腺神经内分泌肿瘤。一项研究评估了EUS在区分IPAS和其他胰腺病变方面的准确性，让10名EUS医生描述和识别12个胰腺内病变（分别确诊为胰腺神经内分泌肿瘤、IPAS、肾细胞癌胰腺转移），结果发现观察者间的一致性仅为中等水平（0.37），EUS医生正确判断IPAS的灵敏度为77%，特异度为74%，阳性预测值为50%，阴性预测值为92%。

EUS辅助成像技术（包括弹性成像、谐波增强造影）在胰腺实性占位中具有一定的应用价值，其对于IPAS的诊断是否有帮助？有报道描述IPAS弹性成像表现为均匀绿色，提示病灶质地偏软，增强造影表现为均匀、高增强的改变。本病例胰尾病灶弹性成像呈绿色、蓝色混合存在，与脾的弹性成像图相似，而谐波增强造影提示均匀、稍低强化改变，仅凭上述特点不足以确诊IPAS，需要病理学证据支持。

EUS-FNA能够安全有效获得细胞、组织标本，有助于明确IPAS的诊断。一项回顾性研究总结了由EUS-FNA确诊为副脾的细胞学特征，主要包括混杂的中、小淋巴细胞（100%），聚集的淋巴样细胞（83%），显著的血管密集（65%），散在的混合炎症细胞包括嗜酸性粒细胞（69%），以及大的血小板聚集（35%），其中聚集的淋巴样细胞、显著的血管密集、大的血小板聚集对诊断最有价值。本例患者EUS-FNA后进行快速染色评估，发现了上述副脾独特的细胞学特点，但单凭细胞学证据仍难以确诊，需要组织条组织病理学支持。为了获得组织学标本，穿刺时选择FNA针还是FNB针？选择什么型号的穿刺针？我们回顾了既往EUS-FNA确诊IPAS的个案报道多用22G FNA针穿刺，且都有组织条获取，无负压方式使用介绍。因此，采用了最常用的22G FNA针，微负压吸引，每针穿插20次，共穿刺3针，均获得理想的组织条及细胞。

需要注意的是，由于IPAS中淋巴细胞可以表达生长抑素受体，奥曲肽PET-CT检查可能会出现假阳性结果，而穿刺过程中穿刺到胰岛组织时，嗜铬粒蛋白A、突触素免疫组化染色可呈阳性，有将IPAS误诊为胰腺神经内分泌瘤的可能性，此时加做CD8免疫组化染色非常重要，因脾窦的内皮细胞表达CD8，其他内皮细胞则不表达。本病例的病理诊断，正是在内镜医生与病理医生互相讨论、沟通后，穿刺组织加做CD8免疫组化染色，最终确诊IPAS。

六、诊疗启迪

本例患者因腹痛入院，CT检查发现胰尾部占位，胰腺MRI提示胰尾部结节，考虑异位副脾可能，经EUS-FNA病理学检查证实为IPAS。尽管影像学检查及EUS发现病变特点与脾类似，但是仍需要与其他胰腺实性占位，尤其神经内分泌瘤鉴别，确诊IPAS后可以避免不必要的手术及后续密切随访，对于影像学不能明确诊断的胰腺占位进行EUS-FNA，获得病理学证据以确定后续诊疗策略，具有重要的临床价值。而穿刺组织加做CD8免疫组化染色，有助于判定脾组织学特征。

（周春华　撰写　冯云路　姚　方　审校）

参考文献

[1] VIKSE J, SANNA B, HENRY B M, et al. The prevalence and morphometry of an accessory spleen: A meta-analysis and systematic review of 22, 487 patients[J]. Int J Surg, 2017, 45: 18-28.

[2] UCHIYAMA S, CHIJIIWA K, HIYOSHI M, et al. Intrapancreatic accessory spleen mimicking endocrine tumor of the pancreas: case report and review of the literature[J]. J Gastrointest Surg, 2008, 12(8): 1471-1473.

[3] RENNO A, HILL M, ABDEL-AZIZ Y, et al. Diagnosis of intrapancreatic accessory spleen by endoscopic ultrasound-guided fine-needle aspiration mimicking a pancreatic neoplasm: a case report and review of literature[J]. Clin J Gastroenterol, 2020, 13(2): 287-297.

[4] SPENCER L A, SPIZARNY D L, WILLIAMS T R. Imaging features of intrapancreatic accessory spleen[J]. Br J Radiol, 2010, 83(992): 668-673.

[5] KAWAMOTO S, JOHNSON P T, HALL H, et al. Intrapancreatic accessory spleen: CT appearance and differential diagnosis[J]. Abdom Imaging, 2012, 37(5): 812-827.

[6] MUEHLER M R, RENDELL V R, BERGMANN L L, et al. Ferumoxytol-enhanced MR imaging for differentiating intrapancreatic splenules from other tumors[J]. Abdom Radiol (NY), 2021, 46(5): 2003-2013.

[7] ARDENGH JC, LOPES CV, KEMP R, et al. Pancreatic splenosis mimicking neuroendocrine tumors: microhistological diagnosis by endoscopic ultrasound guided fine needle aspiration[J]. Arq Gastroenterol, 2013, 50(1): 10-14.

[8] KIM GE, MORRIS JD, ANAND N, et al. Recognizing intrapancreatic accessory spleen via EUS: Interobserver variability[J]. Endosc Ultrasound, 2019, 8(6): 392-397.

[9] MARQUES S, BISPO M, NOIA L. Intrapancreatic Accessory Spleen: A Diagnosis Not to Forget![J]. Case Rep Gastroenterol, 2016, 10(3): 749-754.

[10] GILANI SM, MUNIRAJ T, FARRELL JJ, et al. Endoscopic ultrasound-guided fine needle aspiration of accessory spleen: Cytomorphologic features and diagnostic considerations[J]. Diagn Cytopathol, 2020, 48(7): 623-628.

[11] TOUSSAINT E, FLAMEN P, DEMETTER P, et al. A rare case of a pancreatic mass due to accessory spleen; when EUS-FNA is not enough[J]. Endoscopy, 2011, 43 (Suppl 2 UCTN): E221-E222.

病例 15

罕见的胰尾部肿瘤——韧带样纤维瘤病

一、病史简介

患者，女性，39岁，因"上腹痛1周，加重4小时"入院。

现病史：患者于2020年6月无明显诱因出现剑突下持续性胀痛，无放射痛，无恶心、呕吐、发热。当地医院行腹部CT示胰尾部占位，考虑恶性病变不除外。4小时前患者腹痛症状加重，就诊山东医科大学第一附属医院。

既往史、家族史：无特殊。

体格检查：一般状况好，生命体征平稳。腹部平坦，腹肌略紧张，中上腹压痛，无反跳痛。肝脾未触及。

实验室检查：血常规、肝功能、胰功能均正常，CEA、CA19-9、AFP正常。腹部MRI显示胰尾部异常信号，考虑胰尾良性肿瘤。

二、影像解析

腹部MRI（图15-1）见胰尾部上方一不规则长T1、长T2信号，DWI呈边缘高信号、中心低信号，相应表观弥散系数呈周围稍低信号、中心高信号，与邻近胃壁分界不清；增强后呈明显不均匀延迟强化。

为进一步明确病变性质行EUS检查。扫描见：胰头、胰颈、胰体被膜完整，胰管无扩张，胰腺尾部见一不规则低回声包块，形态不规则，与周围分界欠清晰，内部回声不均匀，可见团块状高回声，病变累及胃壁固有肌层，弹性成像质地偏硬，多普勒血流信号稀疏（图15-2）。脾动、静脉未受累。腹腔未见明显肿大淋巴结。

三、诊疗分析

胰尾与胃间隙的寡乏血供、低回声占位，考虑以下诊断。

1. 胰腺癌　EUS下通常表现为胰腺内低回声或混合回声包块，边界欠清，轮廓

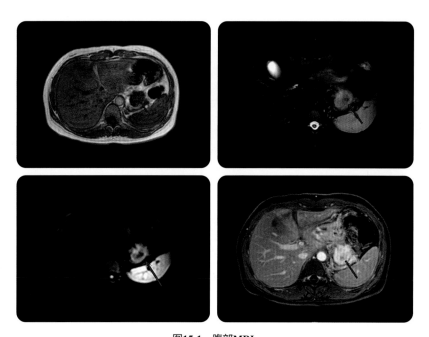

图15-1 腹部MRI

注：胰尾部上方见一不规则长T1、长T2信号，DWI呈边缘高信号、中心低信号，
与邻近胃壁分界不清，增强后呈明显不均匀延迟强化。

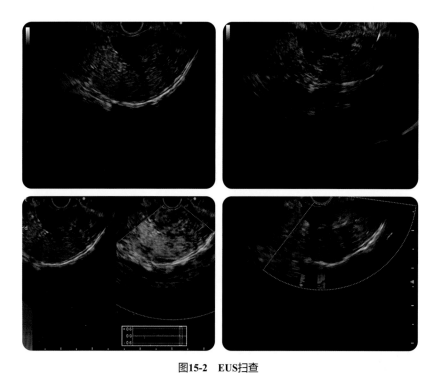

图15-2 EUS扫查

注：胰尾部见不规则低回声包块，内部回声不均匀，侵及胃壁固有肌层，弹性成像质地
偏硬，血流信号不丰富。

不整，向周围组织浸润呈蟹足样或锯齿样。胰腺癌肿块通常为乏血流，弹性成像显示质地偏硬。胰腺癌超声造影在动脉期表现为低增强和分布不均匀的增强模式。胰头癌累及胆胰管时可出现相应管道扩张，合并淋巴转移时可见淋巴结肿大。该病变为低回声，内回声不均匀，质地硬，乏血流，侵犯胃壁固有肌层，符合胰腺癌表现。但患者为青年女性，病程短，肿瘤标志物正常，胰腺癌诊断需慎重。

2．局灶型自身免疫性胰腺炎 自身免疫性胰腺炎（AIP）是一种特殊类型的慢性胰腺炎，约占慢性胰腺炎的10%。AIP的特征是胰腺弥漫性或局灶性炎症，可伴有梗阻性黄疸，病理可见致密的淋巴浆细胞浸润和纤维化，对糖皮质激素治疗反应良好。30%～40%的AIP表现为局灶型肿块，多发生于胰头部，与胰腺癌鉴别困难。局灶型AIP的超声表现为边界不清、形态不规则的低回声病灶，部分可见粗大强回声斑块，但很少累及胃肠壁。胰头部AIP通常有胆系受累，超声下胆管壁或胆囊壁的弥漫增厚、分层是AIP相对特征性的改变。超声造影动脉期多呈等或低增强，造影剂均匀分布。该病例病变位于胰尾，但胰腺其余部位回声均匀，IgG4在正常范围，有胃壁受累，AIP可能性不大。

3．胰腺淋巴瘤 原发性胰腺淋巴瘤（primary pancreatic lymphoma，PPL）罕见，占结外恶性淋巴瘤的不足2%，占胰腺肿瘤的不足5%。常位于胰头部，胰体、胰尾部淋巴瘤较少见。临床表现以腹痛为主，部分患者可伴黄疸及不同程度的消化不良、恶心、呕吐等症状，晚期常有发热、盗汗、体重下降等全身表现。体格检查多数患者可触及上腹部包块。EUS下与胰腺癌难以区分。但二者在病灶大小、胆胰管扩张及腹膜后淋巴结肿大方面有一定差异。PPL肿块体积更大，通常直径＞6cm，较少伴胆胰管扩张，多伴腹膜后淋巴结肿大。肿瘤常呈浸润性生长，包绕大血管。通常不伴有钙化及坏死。通常不累及肝、脾。常规EUS下表现为不均匀低回声，在低回声背景下见点条状、网格状稍高回声，超声造影延迟期呈筛网样改变是诊断淋巴瘤的重要依据。该病例可见低回声背景下团块状高回声影，但病变不大，无腹膜后淋巴结肿大，未见明显包绕血管征象，且无发热、盗汗、浅表淋巴结肿大等临床表现，暂不考虑PPL。

患者胰尾部占位明确，病因诊断不明。是否需行EUS-FNA活检？患者EUS考虑胰腺占位性病变为恶性肿瘤可能性大；MRI胰尾部异常信号，考虑胰尾部良性肿瘤可能性大，EUS与MRI的诊断有差异，但是患者有明显腹部症状，与肿瘤相关，因而有手术指征。根据《中国胰腺癌诊治指南（2021）》，对于手术指征明确的患者，可以直接行手术治疗。

四、转归与随访

腹腔镜探查见：肿瘤位于胰尾，向前侵及胃体后壁，向下侵及横结肠系膜；遂行胰体尾切除术+脾切除术+胃部分切除术。

术后病理：大体检查于胰腺切面及胃肌壁内见一体积4.0cm×3.5cm×3.0cm的肿物，质韧，侵及胰腺被膜，距胰管最近处0.2cm。镜检：肿瘤由梭形细胞构成，呈束状排列；核分裂象少见，部分间质可见胶原化，可见红细胞外渗；符合韧带样纤维瘤病，体积4cm×3.5cm×3cm，侵犯胃黏膜下层及胰腺实质，未累及胃及胰腺切除面。胰腺周围（2个）淋巴结呈反应性增生。免疫组化：β–联蛋白（核+）、CD117（－）、CD34（－），DOG1（－），S-100（－），SMA（－），Ki-67 < 5%（图15-3）。

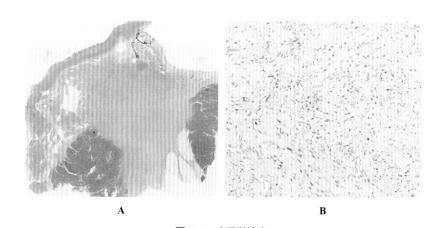

A   B

图15-3　病理学检查

注：A.肿瘤侵犯胃黏膜下层及胰腺实质，由梭形细胞构成，呈束状排列。核分裂象少见，部分间质可见胶原化，可见红细胞外渗；B.免疫组化：β–联蛋白（核+）。

五、文献复习

韧带样纤维瘤病（desmoid-type fibromatosis，DF），又称侵袭性纤维瘤病或硬纤维瘤病，是一种罕见的软组织肿瘤，发生在肌腱膜深层结缔组织中，具有局部侵袭性，恶性程度低。估计年发病率为（5~6）/100万，在所有肿瘤中占比约为0.03%。

DF最常见于30~40岁女性，可累及任何部位，但最常见的部位为腹壁、腹腔及四肢。有5%~10%的患者合并家族性腺瘤性息肉病（familial adenomatous polyposis，FAP）。FAP患者发生DF的风险是普通人群的1000倍，多发生在肠系膜和/或腹壁，而散发型DF患者多发生于腹腔以外。

DF临床表现各异，主要与肿瘤的部位、大小及进展速度相关。发生于四肢的肿瘤通常有明显症状，尤其当肿瘤侵犯神经血管束时，可出现感觉异常、疼痛或多神经根病。而发生于腹腔内的肿瘤在肿瘤较小时可以无症状，随着肿瘤生长可能出现肠梗阻、肠缺血，甚至肠穿孔和出血的表现。

在影像学检查方面，目前认为MRI是DF诊断及监测的主要影像学检查手段。MRI表现为软组织信号团块影，因临床体征出现较晚，病灶范围较大，形态多数不规则或呈分叶状，多数边界欠清晰，肿块多位于肌间，长轴一般与肌肉走行一致，沿肌间筋膜生长，部分肿块周围可见"筋膜尾"征。部分呈侵袭性生长，可侵及周围骨质、肌肉及神经血管束。CT多表现为低或等密度肿块，密度较均匀，无钙化，CT在鉴别有无钙化时优于MRI。

DF确诊依赖于病理学检查。对以腹腔病灶为主要表现者，DF往往难与胃肠道间质瘤、淋巴瘤或纤维肉瘤等鉴别，穿刺活检存在使肿瘤破溃、种植播散的风险，因此不推荐对可切除的病灶常规行穿刺活检。大多数病例是通过术后病理学检查及免疫组化染色才得以确诊。组织病理学上通常界限不清，病变以一致性长梭形的细胞增生为特征，周围有胶原间质和少量血管，细胞核浅染、核小，无核分裂象。DF与胃肠道间质瘤等间叶组织肿瘤鉴别困难，确定诊断最终需依靠免疫组织化学染色。DF瘤细胞中可弥漫性表达β-联蛋白（细胞核阳性），波形蛋白（vimentin）、平滑肌肌动蛋白（smooth muscle actin，SMA）、雄激素受体、生长抑素和Ki-67也可表达阳性；S-100、CD34、Her-2、结蛋白（desmin）、c-kit多不表达。对于疑难病例可进一步检测CTNNB1、c-kit和PDGFRA等基因。

由于本病的发病率低及肿瘤的异质性，目前尚无统一的标准治疗策略，外科手术是治疗DF的主要手段。但即使行广泛切除术后，DF的复发率仍较高，文献报道为15%～77%，这可能与术前和术中诊断认识不足，手术切缘不够及复发肿瘤切除难度增大有关。若术前或术中判断肿瘤侵袭性大，侵犯周围肌肉、神经及骨骼，应在避免严重功能丧失的前提下，适当扩大切除范围，尽量避免肿瘤残留，尽可能达到广泛的外科边界；术后可采用放疗、化疗等多种手段进行综合治疗，加强对肿瘤的控制。

六、诊疗启迪

本例病变发生在胰尾部，与胃壁关系密切，诊断倾向恶性，但影像学又有别于常见的胰腺肿瘤。对于可切除新生物，即使性质未明，有创活检的指征需谨慎把握，尤其是穿刺路径在手术范围之外的胰尾部病变。本例诊治过程中，果断免去不影响治疗决策的穿刺环节，短时间内进行手术，既确诊了一个罕见病例，又避免了医源性的肿瘤破溃、播散风险，再次验证了这一决策原则。而面对一个意料之外的病理学检查结果，反复推敲线索、提炼特征，也能够拓展临床思路、提高日后的甄别能力。

（董海燕　撰写　吴　晰　审校）

致谢：本例在病理诊断过程中得到北京协和医院常晓燕教授的指导与大力支持。

参考文献

[1] GARCIA-ORTEGA D Y, MARTÍN-TELLEZ K S, CUELLAR-HUBBE M, et al. Desmoid-Type Fibromatosis[J]. Cancers, 2020, 12(7): 1851.

[2] GANESHAN D, AMINI B, NIKOLAIDIS P, et al. Current Update on Desmoid Fibromatosis[J]. J computer assisted tomography, 2019, 43(1): 29-38.

[3] PENEL N, KASPER B, van DER GRAAF W. Desmoid-type fibromatosis: toward a holistic management[J]. Curr Opin Oncol, 2021, 33(4): 309-314.

[4] STONE A B, MALLERY J S, STEWART J 3rd, et al. A rare sporadic pancreatic desmoid fibromatosis diagnosed by endoscopic ultrasound-guided fine-needle aspiration: Case report and literature review[J]. Diagnostic Cytopathology, 2021, 49(2): E49-E54.

[5] PARK C G, LEE Y N, KIM W Y. Desmoid type fibromatosis of the distal pancreas: A case report[J]. Ann Hepatobiliary Pancreat Surg, 2021, 25(2): 276-282.

病例 **16**

老年患者急性胰腺炎反复发作，病因竟是它

一、病史简介

患者，女性，71岁，因"反复上腹痛3年，再发2天"入院。

现病史：患者3年前无明显诱因下出现上腹部剧烈疼痛，放射至背部，至外院就诊诊断为"急性胰腺炎"，对症处理后好转。1年前患者再发"急性胰腺炎"，对症治疗后好转，病因仍不明确。2天前，患者午餐后再发上腹部持续性疼痛，放射至背部，伴恶心。

既往史：患者既往无胆系疾病病史，无高脂血症病史，平素不饮酒。

体格检查：体温37.1℃，呼吸18次/分，脉搏103次/分，血压102/70mmHg。神志清，精神疲惫。双肺听诊无干、湿性啰音，心律齐。腹软，上腹有压痛，无反跳痛，移动性浊音阴性。

实验室检查：血淀粉酶1025U/L，血脂肪酶178.6U/L，CRP 15.1mg/L，IgG4、肿瘤标志物、生化指标在正常范围。

二、影像解析

腹部增强CT：胰腺增大，周围脂肪间隙模糊，胰腺钩突区域见椭圆形无强化低密度影，边界清楚，大小约26mm×16mm（图16-1）。

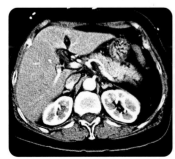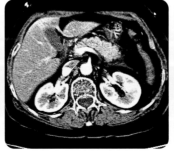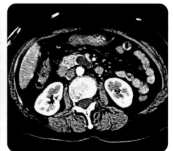

图16-1　腹部增强CT

三、诊疗分析

老年女性，近3年反复发作3次急性胰腺炎，实验室检查结果提示淀粉酶、脂肪酶、CRP升高。腹部增强CT提示急性胰腺炎，钩突部囊性灶。通过详细的病史询问及实验室检查基本排除胆源性、酒精性、高脂血症性及自身免疫性胰腺炎等常见病因。那么患者反复发作胰腺炎的病因是什么？钩突部病灶是反复胰腺炎并发的假性囊肿，还是本身就是囊性肿瘤呢？为排查患者反复发作胰腺炎的原因，我们给患者安排了磁共振胰胆管成像（MRCP）检查，原因在于MRCP性价比高，无创且不涉及药物不良反应，在评估胰管解剖变异与胰胆管形态构建方面具有相对较高的诊断价值。MRCP检查发现胰头钩突部见一多房囊性长T2信号，囊壁较薄，边界清晰，长径约2.7cm，未见与胰管明显相通。背侧胰管轻度扩张，腹侧胰管未见显示（图16-2）。MRCP的诊断：①胰腺分裂可能（完全型）。②胰头钩突部多房囊性灶，浆液性囊腺瘤可能性大。基于MRCP的结果，我们思考：该患者是否真的存在胰腺分裂，还是其他因素导致腹侧胰管未能显影，如胰管狭窄、结石或胰背组织纤维化？后续应该选择哪种检查手段？促胰液素增强的磁共振胰胆管成像（S-MRCP）可通过测量单位时间内胰液输出量，量化胰腺外分泌功能，可以明显改善胰腺分裂胰管结构的可视化。但S-MRCP成本较高，有潜在不良反应的风险，且静脉注射促胰液素变无创检查为有创检查，临床应用较难普及。虽然ERCP是诊断胰腺分裂的金标准，但它属于有创性操作，需要在麻醉下进行，且有诱发胰腺炎的风险，因此，ERCP多用于可疑病例的确诊及有症状的胰腺分裂的治疗。EUS可作为胰腺分裂及相关疾病诊断的另一种选择，可实时动态检查病变区及周边组织，可连续扫查主、副胰管走行，明确二者之间的关系以及与胆总管的关系。与患者及家属充分沟通后，我们安排了EUS检查。

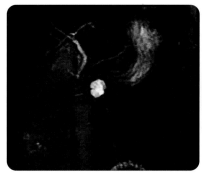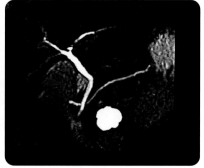

图16-2　MRCP

　　常规全身静脉麻醉下环扫超声镜进镜至胃腔，胃黏膜无特殊。超声扫描所见（图16-3）：胰腺体尾部主胰管轻度扩张，内径2.8mm，连续扫查无法追踪到腹侧胰管（图16-3A）。进入十二指肠进行超声扫描，见钩突部一无回声病灶，内部透声可，有分隔，后伴增强效应，截面大小2.4cm×1.2cm，与胰管不相通（图16-3B）。壶腹部仅见胆总管显示，未见腹侧胰管汇合（图16-3C）；与胆总管胰腺段走行垂直方向的背侧胰管扩张，内径0.35cm（图16-3D）；沿扩张的背侧胰管追踪扫描见其开口于副乳头（图16-3E）。

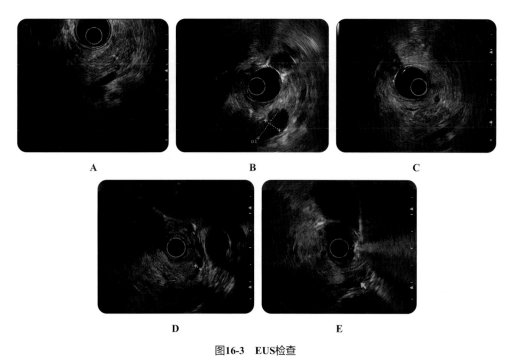

图16-3　EUS检查

注：A.胰腺体尾部主胰管轻度扩张；B.胰腺钩突部一无回声病灶；C.壶腹部见胆总管显示，
未见腹侧胰管汇合；D.与胆总管胰腺段走行垂直方向的背侧胰管扩张；E.沿扩张的背侧胰管追踪扫描
见其开口于副乳头。

　　EUS下胰管扫查过程：于十二指肠降部主乳头附近扫描显示胆总管下段无腹侧胰管伴行，退镜至球-降交界处扫描见胰头段胆总管走行垂直方向的背侧胰管扩张，退镜至胃腔扫描见胰腺体尾部主胰管轻度扩张，再次进镜至球-降交界处追踪背侧胰管至副乳头，注水后显示扩张的背侧胰管开口于十二指肠壁内副乳头处，附近未见结石、占位等（图16-4，视频16-1）。

视频16-1

　　通过EUS检查，该患者基本明确诊断为胰腺分裂症，但具体分型（完全型胰腺分裂、不完全型胰腺分裂、腹侧胰管缺如型、背侧胰管缺如型、逆行性胰腺分裂）仍有困

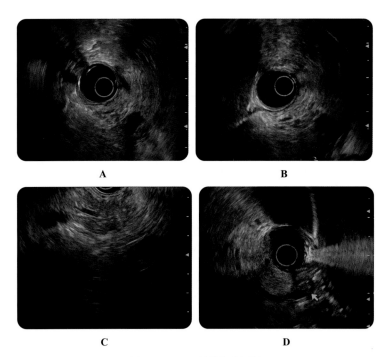

图16-4 EUS下胰管扫查过程

注：A. 十二指肠降部扫描显示胆总管下段后方无腹侧胰管伴行；B. 退镜至球-降交界处扫描见与胰头段胆总管走行垂直方向的背侧胰管扩张；C. 退镜至胃腔扫描见胰腺体尾部主胰管轻度扩张；D. 再次进镜至球-降交界处追踪背侧胰管至副乳头，注水后显示扩张的背侧胰管开口于十二指肠壁内副乳头处，未见结石、占位等。

难。为了进一步明确该患者胰腺分裂的分型及进行后续治疗，我们建议患者行ERCP。再次与患者及其家属充分沟通，排除手术禁忌后，于2021年5月7日行ERCP，于十二指肠降部内侧壁见十二指肠主乳头，导丝引导下切开刀插管，导丝进入胆管，注入30%碘海醇10ml，胆管显影，X线示胆管无扩张，内未见充盈缺损影。行乳头切开，经主乳头试插胰管，腹侧胰管未显影，钩突部囊性病灶未显影。于主乳头右上方找到副乳头，经副乳头插管，背侧胰管显影，沟突部囊性病灶未显影。X线示远端胰管略扩张，副乳头段胰管狭窄（图16-5）。由此，该患者胰腺分裂（腹侧胰管缺如型）诊断明确。遂行副乳头小切开，循导丝置入5Fr 7cm胰管支架2根，X线示支架位置良好，内镜下胰液流出通畅。手术过程顺利，术后无相关并发症，术后

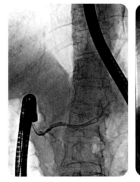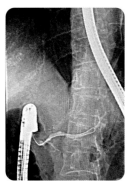

图16-5 ERCP见背侧胰管显影

注：X线示远端胰管略扩张，副乳头段胰管狭窄。

第3天患者顺利出院。该患者的最终诊断为胰腺分裂症（腹侧胰管缺如型），急性复发性胰腺炎，副胰管支架置入术后；胰腺钩突部囊性病灶，浆液性囊性瘤首先考虑。

四、转归与随访

术后1个月患者无明显不适主诉，血常规、CRP、血淀粉酶无特殊。腹部增强CT：副胰管支架置入术后改变，钩突部囊性灶。术后3个月患者无腹痛、腹胀等不适，血常规、血淀粉酶、血脂肪酶、生化检查、CRP等结果基本无特殊，再次行ERCP：十二指肠降部内侧壁可见副乳头，并可见支架在位。使用圈套器取出支架，导丝引导下插管，行副乳头小切开，注入30%碘海醇造影示远端胰管略扩张，副乳头段胰管狭窄。置入取石球囊清理胰管，取出白色蛋白栓样物质，最后循导丝置入8.5Fr 7cm一体式支架。术后复查CT提示支架位置良好。术后9个月复查，患者无腹痛、腹胀不适，血液检查基本正常，予内镜下拔除支架。

五、病例启迪

1. 对于不明原因的反复发作性胰腺炎，临床上需考虑到胰腺分裂的可能，尽早并恰当选择MRCP、S-MRCP、EUS、ERCP等检查手段，以明确诊断。

2. EUS能够直接贴近壶腹部，不受肠气干扰，对病变的显示率高，图像分辨率高，可连续扫查主、副胰管走行，显示二者之间的关系和与胆总管的关系。本病例的扫查主要难点是主胰管和副胰管的连续扫查并明确两者之间的关系。在十二指肠降部扫查主乳头附近时观察胆总管下段有无腹侧胰管伴行。扫查副乳头时应通过微调大旋钮，左旋退镜观察扩张的背侧胰管与胆总管走行关系，右旋进镜观察背侧胰管开口情况。为了清楚地显示十二指肠副乳头，可在肠腔内适当注水。扫查过程中应缓慢仔细，注意吸气与注水的配合。通过该例病例，我们总结了环扫EUS下胰腺分裂（腹侧胰管缺如型）特征：在胃体扫描可见体尾部胰管轻度扩张，无法追踪到腹侧胰管。在降部扫描可见近壶腹部胆总管无腹侧胰管伴行；在球-降交界处扫描可见于胆总管走行垂直方向见扩张的背侧胰管，追踪其走行可显示开口于十二指肠副乳头。

3. 胰腺分裂虽然是先天性发育畸形，但患者出现症状时往往已成年。有研究报道，胰腺分裂患者出现胰性腹痛的平均年龄为43岁，出现急性复发性胰腺炎的平均年龄为53岁，腹痛的持续时间1～20年不等。对于急性复发性胰腺炎的胰腺分裂患者，内镜下治疗可能是更为长效且有益的治疗方式。ERCP联合背侧胰管支架置入术是临床上较为普遍应用的治疗胰腺分裂的方法。但由于患者症状易反复，内镜下治疗再干预的概率较高。若能通过基因检测或常规基因筛检等方式，提前掌握患者潜在的风险因素，可能对未来症状发作时获得及时有效的治疗有所帮助。

（章粉明　撰写　陈洪潭　审校）

参考文献

[1] KAMISAWA T, EGAWA N, TU Y, et al. Pancreatographic investigation of embryology of complete and incomplete pancreas divisum[J]. Pancreas, 2007, 34(1): 96-102.

[2] KAMISAWA T, TU Y, EGAWA N, et al. Clinical implications of incomplete pancreas divisum[J]. J Pancreas, 2006, 7(6): 625-630.

[3] SHAH R, MEKAROONKAMOL P, PATEL V A, et al. Performance characteristics of magnetic resonance imaging in patients with pancreas divisum[J]. Pancreas, 2019, 48(7): 1343-1347.

[4] RUSTAGI T, NJEI B. Magnetic resonance cholangiopancreatography in the diagnosis of pancreas divisum: systematic review and meta-analysis[J]. Pancreas, 2014, 43(6): 823-828.

[5] MANFREDI R, COSTAMAGNA G, BRIZI M G, et al. Pancreas divisum and "santorinicele": diagnosis with dynamic MR cholangiopancreatography with secretin stimulation[J]. Radiology, 2000, 217(2): 403-408.

[6] SHARMA M, PATHAK A, RAMESHBABU C S, et al. Imaging of pancreas divisum by linear-array endoscopic ultrasonography[J]. Endosc Ultrasound, 2016, 5(1): 21-29.

[7] COTTON P B. Congenital anomaly of pancreas divisum as cause of obstructive pain and pancreatitis[J]. Gut, 1980, 21: 105-114.

[8] BENAGE D, MCHENRY R, HAWES R H, et al. Minor papilla cannulation and dorsal ductography in pancreas divisum[J]. Gastrointest Endosc, 1990, 36(6): 553-557.

[9] BHUTANI M S, HOFFMAN B J, HAWES R H. Diagnosis of pancreas divisum by endoscopic ultrasonography[J]. Endoscopy, 1999, 31(2): 550-553.

病例 17

胆管肿物？胰头占位？
——且看EUS如何抽丝剥茧寻真相

一、病史简介

患者，男性，55岁，因"反复上腹隐痛3月余"入院。

现病史：患者于3月余前出现腹痛，呈间断性反复发作，当地医院行胃镜检查考虑"慢性非萎缩性胃炎"，予服用"胃药"效果不佳，遂于当地医院行上腹部CT检查提示"壶腹部占位可能"，患者遂转诊我院。

既往史、个人史、家族史：均无特殊。

体格检查：未见明显阳性体征。

二、诊疗分析

1. 首次就诊 患者淀粉酶、脂肪酶、IgG4正常；CA19-9、CEA、AFP、CA125均正常。进一步行MRI考虑胆总管末端肿物可能（图17-1），为明确诊断，遂行EUS检查，提示胆胰管未见扩张，壶腹部、乳头部、胰腺未见占位性病变；乳头旁憩室（图17-2）。我院胆胰肿瘤MDT最终讨论意见：对于壶腹周围病变，EUS的准确性优于CT及MRI，且患者目前无黄疸表现、肿瘤标志物水平不高，建议患者随访观察。

2. 再次就诊 半年后患者于当地医院复查CT提示胰头部胰管扩张，考虑IPMN可能，遂再次就诊我院。患者仍诉有反复上腹隐痛发作，本次复查淀粉酶、脂肪酶、IgG4仍正常，CA19-9、CEA、AFP和CA125亦在正常范围。为进一步明确诊断，患者再次就诊我科行EUS检查。胰腺体尾部扫查未见明显扩张的胰管或占位性病变，于胰头部反复扫查，在胰头部见一混合回声病灶，直径约1cm，边界尚清，但病变形态可变，"占位感"不强，其上游见稍扩张胰管，病变内似见管状高回声与小片无回声区，与常见的胰腺囊性占位及实性占位回声均有所不同，因此我们反复对该病灶进行多角度扫查，发现其似与十二指肠壁相延续，考虑到该患者有乳头旁憩室，超声下胰头部病灶不排除为憩室，因此在腔内注水后再次超声扫查，可见病灶内液体流动影像改变，确认了这一病灶为乳头旁憩室凸向胰头导致"假性胰头占位"的真相

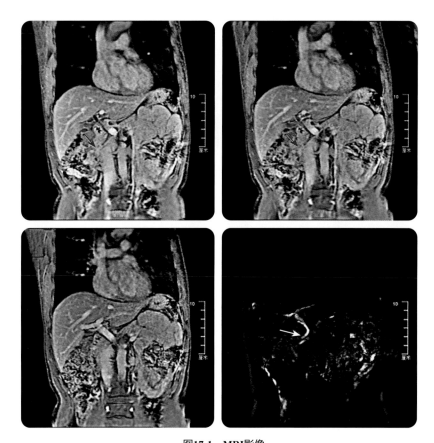

图17-1 MRI影像

注：考虑胆总管末端占位可能。

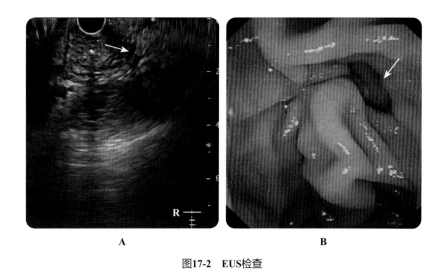

A

B

图17-2 EUS检查

注：A.提示胆总管末端（箭头所指）未见异常；B.内镜下见乳头旁憩室（箭头所指）。

（图17-3）。进一步进行上消化道钡餐检查，明确显示了凸向胰头区的十二指肠憩室，至此真相大白（图17-4）。

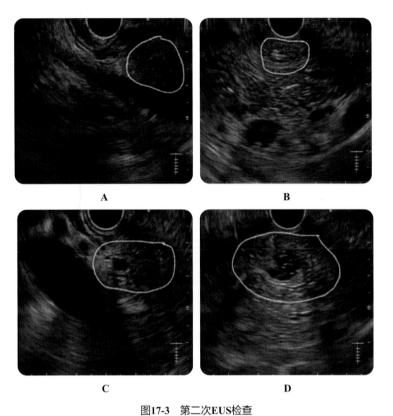

图17-3　第二次EUS检查

注：A、B.提示胰头部不规则混合回声病变；C.病变可变形，似与肠管相通；
D.注水后扫查证实其为乳头旁憩室。

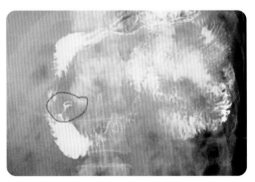

图17-4　上消化道钡餐

注：显示十二指肠憩室凸向胰头区。

三、文献复习

复习文献可知，该类病例被称作壶腹周围憩室综合征，是指发生于十二指肠乳头周围2～3cm的憩室，约5%的憩室会引起临床症状，包括胰胆管相关症状及非胰胆管相关症状。前者包括梗阻性黄疸（又称Lemmel综合征）、胆管炎、胰腺炎等；后者包括憩室炎引发的出血、穿孔、内瘘形成等并发症。回顾本病例，其反复发作的上腹隐痛，可能与憩室所致炎症、食物潴留或者胰管排泄不畅有关，或仅为非特异性症状。

四、诊疗启迪

临床上还会遇到其他多种多样的假性占位，EUS影像特征不符合病灶常规影像学检查特征时要想到少见原因，动态观察其与毗邻脏器的关系，采用肠腔内注水、增强超声造影等多种方法，判断病变特征，综合分析可能病变，这也是EUS的魅力所在。同时在平时工作中应当多看、多做、多回顾、多思考，逐渐积累经验，以不断提高自己的诊疗水平。

（林世永 撰写 王晓艳 审校）

参考文献

[1] BERNSHTEYN M, RAO S, SHARMA A, et al. Lemmel's Syndrome: Usual Presentation of an Unusual Diagnosis[J]. Cureus, 2020, 12(4): e7698.

[2] MARTÍN M, GÓMEZ P, AMARELO M, et al. Lemmel's syndrome: an uncommon complication of periampullary duodenal diverticulum[J]. Rev Esp Enferm Dig, 2022, 114(1): 57-58.

[3] 刘梦晓，贾胜男，张倩，等. Lemmel综合征的诊疗进展[J]. 中国医药，2018, 13（5）：783-786.

病例 18

胆囊肿物切除术后的胆管癌
——如何获得胆管病理诊断

一、病史简介

患者，女性，65岁，因"右上腹痛1年"入院。

现病史：患者1年前因右上腹痛查血CA19-9＞1000U/ml，PET-CT显示胆囊癌并腹腔、腹膜后及锁骨上淋巴结转移；行B超引导下左侧锁骨上淋巴结活检，病理为淋巴组织反应性增生。肿瘤科按照胆囊癌给予TF方案（紫杉醇+5-氟尿嘧啶）化疗4周期，复查血CA19-9下降至40U/ml，腹部CT提示胆囊壁多发结节及腹腔腹膜后淋巴结均较前减小，肝内外胆管未见明显异常，于肝胆外科行腹腔镜下胆囊癌根治术，术后病理为胆囊腺肌瘤（图18-1），区域清扫淋巴结未见肿瘤病变。术后患者仍然诉右上腹痛及背部疼痛不适，1个月前复查血CA19-9＞1000U/ml。

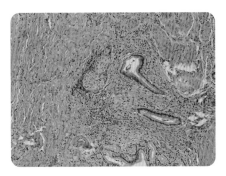

图18-1　胆囊切除术后病理检查
注：HE×200，胆囊腺肌瘤。

既往史、个人史、家族史：无特殊。

体格检查：生命体征正常，全身皮肤黏膜及巩膜无黄染，浅表淋巴结未触及明显肿大。心肺听诊未见明显异常。腹部平软，上腹部轻压痛，无肌紧张及反跳痛，未触及腹部包块，移动性浊音阴性。双下肢无水肿。

实验室检查：血常规、尿常规、便常规正常；凝血五项正常；肝功能、生化大致正常；肿瘤标志物CEA 2.67ng/ml，CA19-9＞1000U/ml，CA724 12.2U/ml，NSE 11.8ng/ml。

二、影像解析

上腹部MRI+MRCP图像解析：胆总管中段管壁明显增厚呈团块状，不均质强化，外缘欠规整，病变上方肝内外胆管扩张。诊断：胆总管中段占位并周围及腹膜后多发淋巴结肿大，建议病理学检查；胆囊切除术后（图18-2）。

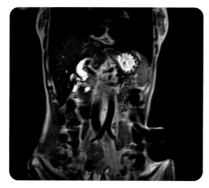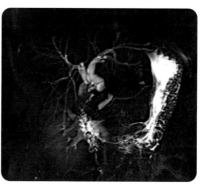

图18-2 上腹部MRI+MRCP

注：胆总管中段占位并周围及腹膜后多发淋巴结肿大；胆囊切除术后。

线阵EUS图像扫查：胆总管中段见低回声占位病变，回声均匀，边界清楚，截面积2.2cm×1.8cm，少量血流信号（图18-3，视频18-1）；弹性成像见病变硬度较高；谐波增强造影见病变呈弱强化；其他见病变紧邻门静脉，近侧胆管扩张，远侧胆管无扩张，主胰管无扩张，胰腺回声未见明显异常。结合上述EUS下的病例特征考虑胆管占位为肿瘤的可能性大。采用Cook 25G Procore穿刺针于十二指肠球部进行穿刺，共穿刺3针，涂片6张，穿刺所获取的组织条送病理学检查（图18-4，视频18-2）。

视频18-1

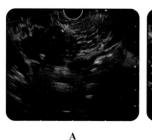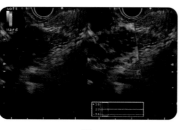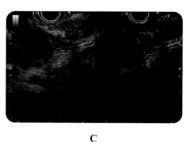

| A | B | C |

图18-3 胆管中段占位的EUS诊断特征

注：A.多普勒成像；B.弹性成像；C.谐波增强造影。

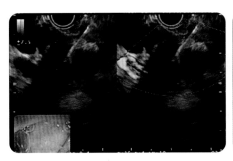
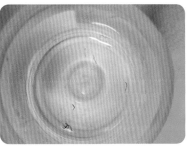

视频18-2

图18-4　胆总管中段占位的EUS引导穿刺活检

EUS-FNA之后，在同一操作单元对患者行ERCP，术中造影后，采用活检钳对胆管病变狭窄处下方病变处进行活检，之后置入塑料支架行胆管引流（图18-5）。

病理结果：最终EUS-FNA标本现场快速细胞学检查（ROSE）找到癌细胞，病理HE染色显示送检组织中可见重度异型上皮，部分呈腺样结构，结合取材部位符合胆管细胞癌诊断（图18-6）。而ERCP活检病理学检查仅提示炎性改变（图18-7）。

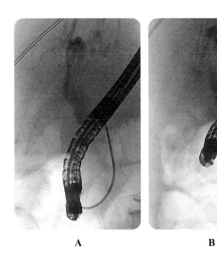

A　　　　　　　　**B**

图18-5　ERCP

注：A.活检钳对于胆管狭窄处病变进行活检；
B.活检后置入塑料支架行胆管引流。

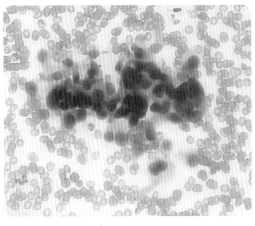

A

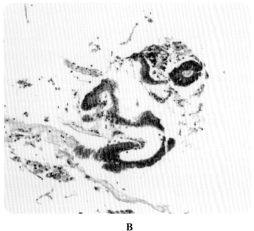

B

图18-6　EUS-FNA标本现场快速细胞学检查

注：A.胆管占位穿刺快速细胞学检查（×400）：找到癌细胞；B.胆管占位穿刺术后病理（HE×200）：
重度异型上皮，部分呈腺样结构，符合胆管细胞癌诊断。

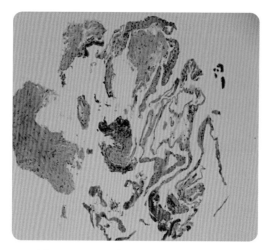

图18-7　ERCP胆管活检病理（HE×100）

注：提示炎性改变。

三、诊疗分析

患者上腹痛1年入院，按胆囊癌行化疗后手术切除胆囊，术后病理为胆囊腺肌瘤，清扫的区域淋巴结未见肿瘤证据。胆囊腺肌瘤是一种以腺体和肌层增生为主的良性胆囊疾病，以慢性增生为主，兼有退行性改变。胆囊黏膜及肌层过度增生，导致胆囊壁增厚，而增生的黏膜上皮伸入肌层，形成多数小囊状突出，称为罗-阿窦，类似壁间小憩室，它们与胆囊腔相通。Jutros将之分为弥漫型、节段型与限局型3种类型。治疗方法主要是手术切除。但胆囊腺肌瘤并不能解释本例患者腹腔/腹膜后多发淋巴结肿大和CA19-9显著升高，有必要进一步明确诊断。入院后首先进行无创的上腹部MRI+MRCP，发现胆管中段团块状肿物合并近端胆管扩张。

胆管占位病变需要对包括胆管癌、胆囊癌转移或者胆管良性占位等疾病进行鉴别诊断。获得活检病理对明确病变性质非常重要。对于胆管病变，既可以通过ERCP，也可以经由EUS-FNA进行活检，而后者对胆管团块状肿物诊断率相对较高。患者已经有明确胆管梗阻表现，尽管临床尚未出现黄疸，但是也有胆管引流的指征。为提高病变活检诊断率，EUS-FNA和ERCP可以在同一诊疗时间单元完成。最终EUS-FNA获得明确诊断，而ERCP活检结果为阴性。

最终患者诊断：胆总管癌，胆囊腺肌瘤胆囊切除术后。

四、转归与随访

根据最终诊断胆管癌，患者接受了多个疗程的TF方案化疗，治疗后无明确腹痛、黄疸，患者于肿瘤科的末次治疗出院日期为2021年7月15日，CA19-9 191U/ml，肝功能检查结果正常。

五、文献复习

对于胆管狭窄，临床上需要明确胆管病变是良性还是恶性，因为两者的预后及治疗方式截然不同。手术前明确胆管狭窄性质，可以避免良性狭窄患者接受不必要的手术，同时也可以使得恶性狭窄患者不会错失最佳手术时机。

胆管狭窄组织获取的方式包括ERCP经乳头刷检或活检、EUS穿刺和胆管镜直视下活检，而理想的组织获取技术应该具备的条件包括对肿瘤诊断具有高度的灵敏度和特异度，操作简单、安全和性价比高。有研究结果显示，细胞刷检和胆管活检的成功率分别为100%和85%；ERCP同时胆管细胞刷检的灵敏度和准确性分别为71.6%和75%，而胆管活检的灵敏度和准确性分别为65.2%和68.6%；两者联合的灵敏度和准确性为73.5%和76.6%。也有研究显示，对于恶性胆管梗阻患者的组织获取，EUS-FNA明显优于ERCP，准确性为94% vs. 53%，因此推荐对所有怀疑恶性胆管梗阻的患者均进行EUS-FNA。另一项纳入294例恶性胆管梗阻患者的荟萃分析研究显示，ERCP和EUS-FNA用于胆管组织获取的灵敏度分别为49%和75%，特异度分别为96.33%和100%，诊断的准确性分别为60.66%和79%。有一项研究显示，对于22例ERCP刷检/活检阴性的病例，通过EUS-FNA均获得了明确诊断，且证实其中6例是良性病变。除EUS-FNA外，胆管镜直视下可以对胆管病变通过微活检钳进行精准活检，诊断的准确性可达84.6%～93.6%，但会增加额外的风险和费用。

尽管指南推荐EUS-FNA是胆管组织获取的一线方案，但在临床应用中，还要考虑EUS-FNA有引起胆瘘和腹腔种植的风险。对于有ERCP指征的胆管狭窄患者，尤其是尚未形成肿块的病变，ERCP可以作为首选，从而避免肿瘤种植或者胆瘘发生的风险。如果条件允许，单次诊疗期间同时进行EUS-ERCP并针对性活检，既能提高诊断效率，也能进行胆管引流，缓解梗阻、避免胆瘘等并发症发生。

六、诊疗启迪

本例是一例胆总管中段肿块型占位同时合并胆囊壁结节增厚的患者，开始误诊为胆囊癌，胆囊切除术后确诊为胆囊腺肌瘤。之后EUS扫查发现胆总管中段低回声团块，弹性成像显示质地较硬，超声造影示弱强化，符合胆管恶性肿瘤的超声特征。针对胆管病变进行ERCP引导胆管活检结果显示阴性，但最终对胆管占位进行EUS-FNA证实为胆管癌，提示同一诊疗单元时间联合进行EUS、ERCP有助于提高胆管病变的诊断效率。此外，临床上应重视胆囊腺肌瘤、胆囊癌、胆总管恶性肿瘤之间的鉴别诊断。

（赵淑磊　撰写　姚　方　审校）

参考文献

[1] CLAYTON R A, CLARKE D L, CURRIE E J, et al. Incidence of benign pathology in patients undergoing hepatic resection for suspected malignancy[J]. Surgeon, 2003, 1(1): 32-38.

[2] GERHARDS M F, VOS P, VAN GULIK T M, et al.Incidence of benign lesions in patients resected for suspicious hilarobstruction[J]. Br J Surg, 2001, 88(1): 48-51.

[3] KITAJIMA Y, OHARA H, NAKAZAWA T, et al. Usefulness of transpapillary bile duct brushing cytology and forceps biopsy for improved diagnosis in patients with biliary strictures[J]. J GastroenterolHepatol, 2007, 22(10): 1615-1620.

[4] SADEGHI A, MOHAMADNEJAD M, ISLAMI F, et al. Diagnostic yield of EUS-guided FNA for malignant biliary stricture: a systematic review and meta-analysis[J]. Gastrointest Endosc, 2016, 83(2): 290-298.e1.

[5] DE MOURA D T H, MOURA E G H, BERNARDO W M, et al. Endoscopic retrograde cholangiopancreatography versus endoscopic ultrasound for tissue diagnosis of malignant biliary stricture: Systematic review and meta-analysis[J]. Endosc Ultrasound, 2018, 7(1): 10-19.

[6] OHSHIMA Y, YASUDA I, KAWAKAMI H, et al. EUS-FNA for suspected malignant biliary strictures after negative endoscopic transpapillary brush cytology and forceps biopsy[J]. J Gastroenterol, 2011, 46(7): 921-928.

[7] DRAGANOV P V, CHAUHAN S, WAGH M S, et al. Diagnostic accuracy of conventional and cholangioscopy-guided sampling of indeterminate biliary lesions at the time of ERCP: a prospective, long-term follow-up study[J]. Gastrointest Endosc, 2012, 75(2): 347-353.

[8] LEE Y N, MOON J H, CHOI H J, et al. Tissue acquisition for diagnosis of biliary strictures using peroralcholangioscopy or endoscopic ultrasound-guided fine-needle aspiration[J]. Endoscopy, 2019, 51(1): 50-59.

[9] GORNALS JB, ESTEBAN JM, GUARNER-ARGENTE C, et al. Endoscopic ultrasound and endoscopic retrograde cholangiopancreatography: Can they be successfully combined?[J]. Gastroenterol Hepatol, 2016, 39(9): 627-642.

病例 19

不明原因的胆总管扩张——胆总管囊肿

一、病史简介

患者，女性，42岁，因"反复右上腹痛伴发热10天"入院。

现病史：患者10天前无明显诱因出现右上腹痛伴中度发热，在当地医院就诊，生化检查见TBil 79.5μmol/L，DBil 61.6μmol/L。行CT检查考虑胃癌并胆管扩张。予抗感染治疗后症状好转，遂到我院进一步诊治。

既往史：仔细追问病史，患者诉10年前体检时腹部超声发现胆总管扩张，直径约2cm，因无症状，一直未行诊治或随访。

体格检查：皮肤、巩膜轻度黄染。右上腹轻度压痛，Murphy征阴性。其余无特殊。

实验室检查：ALT 28.4U/L，AST 19.6U/L，TBil 14.2μmol/L，DBil 9.2μmol/L；肿瘤标志物：CEA、CA19-9未见异常；血常规及凝血功能未见异常。

二、影像解析

经过审阅患者腹部CT及MRI（图19-1、图19-2），见食管下段、贲门部胃壁增厚，考虑贲门癌可能；胆总管明显扩张呈囊状，直径42mm，以上肝总管、左肝管、右肝管、肝内胆管明显扩张；胆囊管扩张；胆囊增大。

胃镜检查（图19-3）：食管下段、贲门、胃体小弯侧肿物，十二指肠乳头未见异常。活检病理：腺癌。

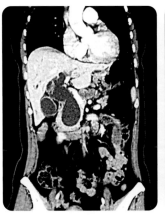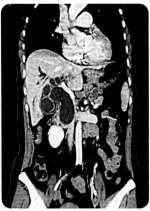

图19-1　腹部CT

注：贲门部胃壁增厚；胆总管扩张呈囊状，左右肝管/肝内胆管扩张。

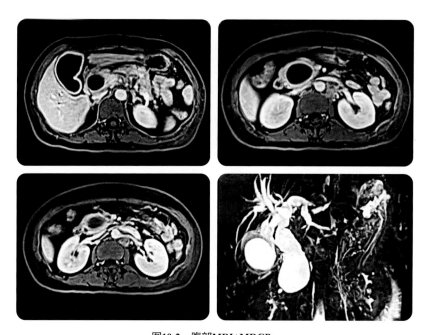

图19-2　腹部MRI+MRCP

注：胆囊壁增厚；胆总管扩张呈囊状，壶腹周围未见占位；MRCP示胆总管扩张呈囊状，
左右肝管/肝内胆管扩张，未见充盈缺损。

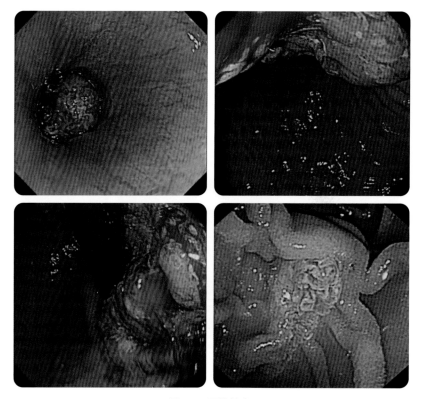

图19-3　胃镜检查

注：食管下段/贲门/胃体小弯侧肿物；十二指肠乳头未见异常。

EUS所见（图19-4、图19-5）：病灶处胃壁层次结构消失，呈低回声增强，累及胃壁全层并突破外膜，呈伪足样浸润；胃小弯探及多发肿大淋巴结，不均质低回声，相互融合，与肿物分界欠清。胆总管明显扩张，内径约40mm，管壁无增厚，层次结构清楚，内壁光滑，腔内见多个不规则条状及小团状回声，边缘回声稍高，内部回声低，后方不伴声影。壶腹内见一小结节，直径为5mm，边界清楚，边缘回声稍高，后方未见声影。弹性成像提示壶腹结节质地中等偏软，比值为2.1～10.5。超声造影结节未见增强，考虑为黏液栓。

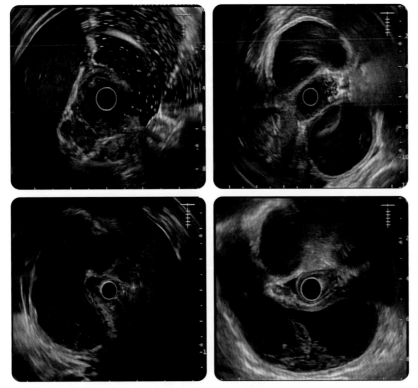

图19-4　EUS（一）

注：胃壁低回声增强，与胃小弯肿大淋巴结分界不清。胆总管明显扩张，管壁光滑，层次清楚，内见不规则条状/小团状回声，边缘回升稍高，后方无声影。

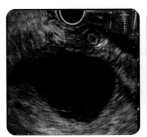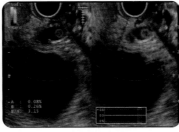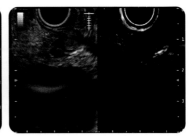

图19-5　EUS（二）

注：壶腹内见一小结节，边界清楚，边缘回声稍高，无声影；弹性成像质地中等偏软，比值为2.1～10.5；超声造影结节未见增强。

三、诊疗分析

患者胃癌诊断明确，拟行化疗，为保证后续化疗顺利进行，考虑入院前患者腹痛、发热有所反复，经科室讨论，拟行ERCP胆道支架解除胆管梗阻，并同时明确壶腹部有无异常。但是，ERCP经反复尝试选择性胆管插管失败，遂行胰管支架置入以预防术后胰腺炎的发生。鉴于影像及超声内镜均未见壶腹部明显占位，良性疾病可能性大，无EUS引导胆汁引流术（EUS-guided biliary drainage，EUS-BD）的绝对适应证，故终止手术。然而，术后当天下午，患者出现右上腹剧烈痉挛性疼痛，伴呕吐数次浅黄色胃液，无发热，痛苦面容，抱膝体位，拒绝按压腹部。给予解痉及哌替啶镇痛效果欠佳。急查血淀粉酶，术后6小时138U/L，术后12小时647U/L；脂肪酶409U/L。虽然血淀粉酶及脂肪酶明显升高，但根据疼痛部位及性质，且术中留置胰管支架，考虑为胆源性疼痛，于是当晚急诊行经皮经肝胆道引流术（percutaneous transhepaticcholangial drainage，PTCD）。PTCD术中抽取胆总管内胆汁10ml送检，见胆汁呈黄褐色，内见漂浮较多浅黄色黏液团。造影后见胆系扩张情况与MRCP一致，但因囊肿过大，未能成功顺行置入支架，遂行经皮经肝胆道外引流术（图19-6）。

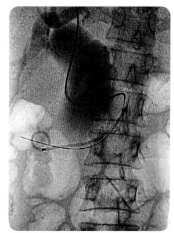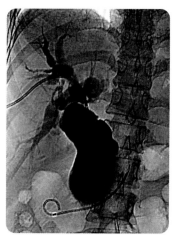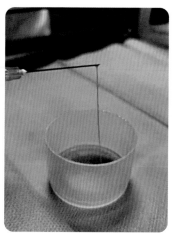

图19-6 PTCD术中造影

注：见胆总管宽大，导丝易弯曲打圈；胆总管内胆汁见较多黏液。

术后患者腹痛明显缓解，无发热，清流质饮食无不适。送检胆汁生化分析：CEA 335.4ng/ml；CA19-9 941.5U/ml。次日复查血淀粉酶正常；TBil 9.0μmol/L（↑）；DBil 7.5μmol/L（↑）；WBC 7.95×10⁹/L；NEUT% 77.9%；HGB 110g/L。每天引流清亮黄色胆汁1000~1500ml，电解质流失量大。经外引流1周后胆道情况有所改善，二次介入顺利完成PTCD+胆道球囊扩张术+胆道支架置入术（图19-7）。

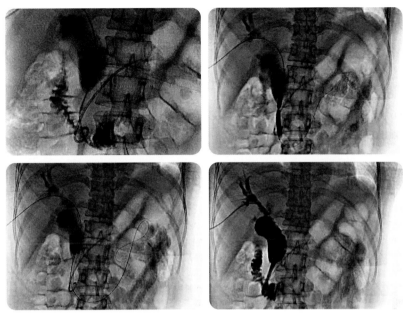

图19-7　引流1周后PTCD+胆道球囊扩张术+胆道支架置入术

出院诊断：食管胃结合部腺癌并腹盆腔多发淋巴结转移（$cT_4N_2M_1$IV期）胆总管囊肿I型。

四、转归与随访

出院后患者于肿瘤内科化疗，方案如下：曲妥珠单抗+帕博利珠单抗+SOX。抗肿瘤疗效部分缓解。术后3个月复查CT见支架位置走行良好（图19-8）。随访8个月未出现腹痛、黄疸、发热等胆胰相关症状。

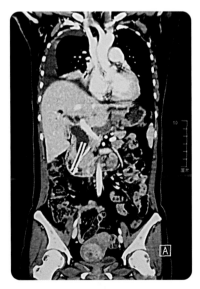

图19-8　术后3个月复查CT

注：见支架位置走行良好。

五、文献复习

胆总管囊肿是一种较为少见的先天性胆道囊性扩张性疾病，早在1723年最先报道。本病主要发生于女婴和幼儿，约80%的患者在10岁前诊断，男女发病比例约为1∶4。在东亚人群中更为常见，据报道发病率在西方国家为1/15万～1/10万；

而日本发病率为1/1.3万。病因尚不明确，其中30%～70%患者可见胰胆管汇流异常（anomalous pancreaticobiliary ductal junction，APBDJ）。根据印度的一项回顾性研究，在2885例由于各种病因行ERCP的患者中，46（1.6%）例有APBDJ，其中近90%的APBDJ患者患有胆总管囊肿。其他机制假说包括胆管壁薄弱、胆道内压力持续增加、自主神经支配不足、Oddi括约肌功能障碍和胆总管远端梗阻。胆总管囊肿的分型，现今最为广泛接受的是1977年Todani分型，共分为5种类型（图19-9）。

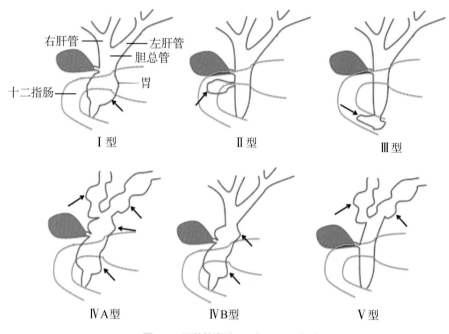

图19-9　胆总管囊肿1977年Todani分型

Ⅰ型占所有胆总管囊肿的80%～90%，Ⅱ型、Ⅲ型、Ⅳ型占15%～20%，Ⅴ型即先天性肝内胆管囊状扩张症（又称Caroli病）。病理表现儿童与成人不尽相同，儿童患者可见囊肿壁纤维化内衬柱状上皮和淋巴细胞浸润，而成人患者表现为炎症和增生。临床表现儿童与成人也有明显不同，儿童常见表现为腹痛、黄疸和右上腹包块，而成人则表现为胆管炎、胰腺炎、门静脉高压和肝功能异常，通常为ABPDJ或结石梗阻的结果。本病患者发生胆道恶性肿瘤的风险高，为10%～30%，且预后不良。研究显示，有过胆管炎和内引流手术的患者恶性肿瘤风险增加，其中Ⅰ型和Ⅳ型发生恶性肿瘤概率较高；Caroli病患肿瘤风险不超过7%。

胆总管囊肿诊断的方式有以下几种：①腹部超声。用于初筛，但难以明确胆总管扩张的原因，也无法准确地识别APBDJ。②MRI。首选诊断方式，因其为非侵入性，且灵敏度（70%～100%）和特异度（90%～100%）高，可以明确大多数APBDJ（特别是使用分泌素）及胆管癌和胆管结石，但对微小病变识别能力有限。③EUS。虽是侵入性检查，但安全和准确，有能力确定APBDJ和胆总管囊肿。④胆道造影。最灵敏的方法，因高侵入性及放射线原因，儿科患者须慎重选择。其中经ERCP胆道造影优势在于直接观察胰胆管汇合部，可行引流及括约肌切开等治疗；而经PTCD胆道造影对肝内外胆管显示清晰，局限性在于难以充分显示胆总管远端及十二指肠壁内段。因此，有时需要结合多种检查，相互补充，才能明确诊断。

胆总管囊肿首选外科治疗。Ⅰ型和Ⅳ型手术包括完全肝外胆管囊肿切除，胆囊切除，恢复胆肠连续性；Caroli病可根据部位范围选择肝切除或原位肝移植；Ⅱ型和Ⅲ型因其极低的恶性转化风险，可行局部囊肿切除，对于十二指肠壁内小胆总管囊肿，可考虑内镜下括约肌切开术。近年来，随着微创介入及介入内镜技术迅速发展，ERCP、PTCD和EUS-BD逐渐被尝试用于解除急性梗阻、处理外科手术并发症，以及不适或拒绝外科手术的患者。2020年韩国学者报道一例胆总管囊肿切除术后残留，患者表现"腹痛、腹部包块"而拒绝二次外科手术，ERCP插管失败后，经EUS-BD置入双蕈式支架，解除了腹痛、腹部包块及胆管炎的情况，且随访1年无复发。初步验证了EUS-BD对于此类患者的安全性及有效性。当然，此患者因残留部分胆总管囊肿，仍属于胆总管囊肿相关胆管癌的高危人群，需要密切随访。

六、诊疗启迪

首先关于壶腹部结节的鉴别，根据结节形状、胆管壁层次关系判断，需要动态多角度观察；典型黏液栓的特点为周边回声高，呈环状，中间回声低；通过超声造影，可观察结节内有无血流灌注来鉴别黏液栓与壁结节。在后续术中留取胆汁见胆汁内有黏液样分泌物，进一步确认了我们的判断。治疗方面，本例患者诊断胃癌并腹盆腔多发淋巴结转移及胆总管囊肿。解除胆总管梗阻是为了保障其胃癌化疗的顺利进行。因其胆管高度扩张，角度大，ERCP选择性胆管插管困难，也要适时勇于放弃。遇到急症，PTCD是经济简便、安全、有效的选择。若首次支架放置困难，可先行外引流缓解症状及胆道扩张改善后，二次放置支架。

以下有几点疑问及思考：诊断方面，因患者血清肿瘤标志物未见升高，胆汁CEA、CA19-9明显升高，是否可疑有恶变？有文献报道，胆汁内的CEA、CA19-9水平较高且差值大，在鉴别良恶性胆道梗阻方面无明显价值，伴有梗阻性黄疸的良性胆胰疾病假阳性率很高。若仍考虑恶变，应动态监测，或待病情稳定后考虑spyglass等入胆道内直视观察，必要时活检。治疗方面，EUS-BD在恶性胆道梗阻方面已经得到认可，且已有用于类似良性疾病的病例报道。对于类似本例胆管梗阻ERCP插管失败患者，究竟选择经PTCD引流还是EUS-BD引流，既能迅速缓解症状，又达到持久疗效，尚需结合患者具体状况及操作者经验选择最佳方案。

（王国宝　撰写　徐　灿　审校）

参考文献

[1] SOARES K C, ARNAOUTAKIS D J, KAMEL I, et al. Choledochal cysts: presentation, clinical differentiation, and management[J]. JAm CollSurg, 2014, 219(6): 1167-1180.

[2] NAGI B, KOCHHAR R, BHASIN D, et al. Endoscopic retrogradecholangiopancreatography in the evaluation of anomalous junction of the pancreaticobiliary duct and related disorders[J]. Abdom Imaging, 2003, 28(6): 847-852.

[3] TODANI T, WATANABE Y, NARUSUE M, et al. Congenital bile ductcysts: Classification, operative procedures, and review of thirty-seven casesincluding cancer arising from choledochal cyst[J]. Am J Surg, 1977, 134(2): 263-269.

[4] LIU C L, FAN S T, LO C M, et al. Choledochal cysts in adults[J]. Arch Surg, 2002, 137(4): 465-468.

[5] MOSLIM M A, TAKAHASHI H, SEIFARTH F G, et al. Choledochal Cyst Disease in a Western Center: A 30-Year Experience[J]. J Gastrointest Surg, 2016, 20(8): 1453-1463.

[6] OHASHI T, WAKAI T, KUBOTA M, et al. Risk of subsequent biliary malignancy inpatients undergoing cyst excision for congenital choledochal cysts[J]. J Gastroenterol Hepatol, 2013, 28(2): 243-247.

[7] HONNAVARA S P, ANBALAGAN A, SHANMUGASUNDARAM R, et al. Management of Choledochal Cysts at a Tertiary Care Centre: ANine-Year Experience from India[J]. Surg Res Pract, 2020, 2020: 8017460.

[8] KIM B K, CHUN J W, Lee S H, et al. A Remnant Choledochal Cystafter Choledochal Cyst Excision Treated with a Lumen-Apposing Metal Stent: ACase Report[J]. Clin Endosc, 2020, 55(4): 564-569.

[9] OHSHIO G, MANABE T, WATANABE Y, et al. Comparativestudies of DU-PAN-2, carcinoembryonic antigen, and CA19-9 in the serum and bileof patients with pancreatic and biliary tract diseases: evaluation of theinfluence of obstructive jaundice[J]. Am J Gastroenterol, 1990, 85(10): 1370-1376.

病例 20

乱花渐欲迷人眼——少见的胆管扩张

一、病史简介

患者，女性，63岁，因"发现皮肤巩膜黄染1月余"入院。

现病史：2020年10月初无明显诱因，患者家属发现其皮肤和巩膜黄染，自诉无腹痛、腹胀、发热等不适，无呕血、黑便等。就诊于当地医院，查血生化ALT 56U/L，AST 78U/L，TBil 62.5μmol/L，DBil 59.6μmol/L，ALP 383.7U/L，GGT 494U/L，大小便常规无明显异常。腹部B超：肝内外胆管扩张，胆总管下段可疑实性结构（请结合相关检查）。2020年11月28日就诊我院肝胆外科门诊，为进一步诊治以"黄疸原因待查"收住。

既往史：无特殊。

体格检查：一般情况可，精神可，皮肤、巩膜轻度黄染，全身浅表淋巴结未触及肿大。心、肺无特殊。腹平软，无压痛、反跳痛，未扪及包块，Murphy征（-），移动性浊音（-），肠鸣音正常。双下肢无水肿。

实验室检查：入院后查肿瘤标志物，CA19-9、CA242等无明显异常。

二、影像解析

腹部增强CT：肝内外胆管明显扩张，肝内扩张胆管周围肝实质异常灌注，胆管周围炎可能。腹部MRI+MRCP：肝内外胆管明显扩张，未见确切充盈缺损。患者腹部B超、CT及MRI见图20-1～图20-3。

为进一步明确梗阻性黄疸的原因，行EUS检查。EUS扇扫：十二指肠乳头开口及形态未见明显异常；沿胆总管扫查，胆总管末端、壶腹部未见确切占位性病变，扩张的胆总管内胆汁回声不均匀，近肝门部肝内胆管内管壁可见低回声影，肿瘤不能排外；肝左叶肝内胆管囊性扩张；胰管无扭曲及扩张、胰腺未见确切占位性病变（图20-4，视频20-1）。

视频20-1

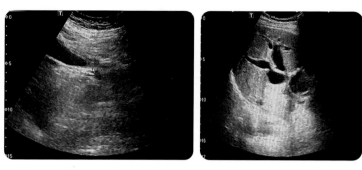

图20-1　腹部B超

注：肝内外胆管扩张，胆总管下段可疑实性结构。

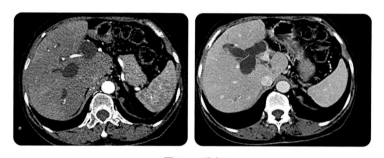

图20-2　腹部CT

注：肝内外胆管明显扩张，肝内扩张胆管周围肝实质异常灌注，胆管周围炎可能。

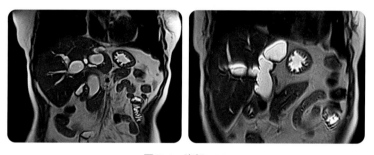

图20-3　腹部MRI

注：肝内外胆管明显扩张，未见确切充盈缺损，肝左叶相对萎缩。

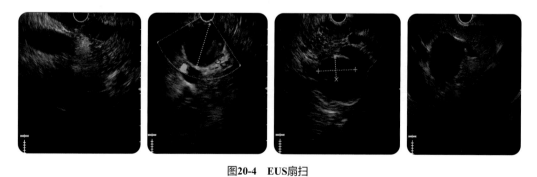

图20-4　EUS扇扫

注：扩张的胆总管末端，未见确切占位性病变，近肝门部肝内胆管内管壁可见低回声影，肿瘤不能排外；
肝左叶肝内胆管囊性扩张。

三、诊疗分析

患者老年女性，皮肤、巩膜黄染，无腹痛、腹胀、发热等，实验室检查胆红素升高，以直接胆红素为主，影像学检查提示肝内外胆管明显扩张，未见确切实性占位性病变。EUS示扩张的胆总管末端，未见确切占位性病变，但近肝门部肝内胆管内管壁可见低回声影，肿瘤不能排外。需要与引起胆管扩张和黄疸的疾病进行鉴别：①胆管癌。EUS下可见扩张的胆管远端低回声肿块影，并可见邻近组织侵犯，门静脉周围淋巴结转移等恶性征象。而本例患者虽有胆总管明显扩张，但影像学表现及EUS沿扩张的胆总管末端均未见确切占位，也未发现周围组织浸润等恶性征象。②胆管囊腺瘤、囊腺癌。呈囊实性肿块，可见分隔及壁结节，部分有分泌黏液的功能，但病灶的囊性部分不与胆管相通，因此黏液局限于肿瘤内，且多位于肝左叶，极少数位于肝右叶和肝外胆管。本例患者胆总管囊性扩张，并与左肝管及胆总管相通，与胆管囊腺瘤/癌不相符。③先天性胆总管囊肿。胆总管先天性囊状或梭状扩张，可伴有肝内胆管节段性扩张，具有癌变倾向，其癌变率为2.5%～28%，但该患者胆总管和肝内胆管呈全程扩张，与先天性胆总管囊肿不相符合。

术前讨论：患者有黄疸，肝内外胆管明显扩张，肿瘤不能排外，有手术指征。于是2020年12月4日行外科手术：胆道镜探查，腹腔镜下左半肝切除术+腹腔镜下胆总管T管引流术。

术中可见扩张的胆总管内胶冻样胆汁流出，另见近肝门部扩张的胆管内灰白色乳头样结节，病理学检查结果：胆管黏液性囊腺瘤伴高级别上皮内瘤变（图20-5、图20-6）。

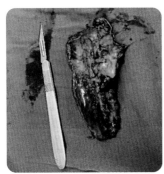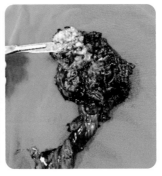

图20-5　术中切除组织大体观

注：近肝门部扩张的胆管内灰白色乳头样结节。

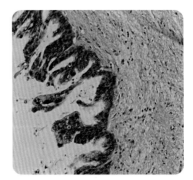

图20-6　术中切除组织病理学检查

注：胆管黏液性囊腺瘤伴高级别上皮内瘤变。

综上所述，该患者诊断胆管导管内乳头状黏液性肿瘤（intraductal papillary mucinous neoplasm of the bile duct，IPMN-B）明确，手术顺利，术后恢复良好，目前随访中。

四、诊疗启迪

胆管导管内乳头状黏液性肿瘤，是一种较罕见的胆道系统疾病，为胆管内乳头状肿瘤（intraductal papillary neoplasm of the bile duct，IPNB）的一种病理类型。起源于肝内外胆管上皮细胞，沿胆管壁生长；可分泌大量黏液，导致肿瘤所在部位呈瘤样扩张、上下游胆管明显扩张。曾因分泌黏液的特点而被称为"黏胆症"。其发病的中位年龄为60～66岁，男性稍多。早期临床症状无明显特异性，后期可有腹痛（35%～88%）、发热（5%～59%，急性胆管炎）、黄疸（20%～36%）等。

IPMN-B与胰腺导管内乳头状黏液性肿瘤（intraductal papillary mucinous neoplasm of pancreas，IPMN-P）具有相似点和不同点。相似点：①相似的组织病理学特点。②均为导管内乳头状生长模式，可分泌大量黏液。③均有潜在恶性风险。不同点：①IPMN-B黄疸出现概率更高，恶性比例更高（31%～74%）。②IPMN-B肝内外胆管扩张，肝内扩张胆管多位于肝左叶或肝门部。影像学检查：腹部B超可发现肝内外扩张的胆管；典型的腹部增强CT可见广泛的胆管扩张，可见或未见明显肿瘤灶，部分可见左侧肝内胆管呈动脉瘤样扩张；MRCP可较为清晰地显示扩张的胆管树，管腔内的充盈缺损，部分可见胆管内"漂浮征"。ERCP可显示胆管弥漫性扩张、胆管无定形线状充盈缺损，提示胆管黏液的存在。EUS可观察到部分十二指肠乳头开口可有黏液附着或流出，并显示胆管广泛扩张，其内可见絮状低回声及偏低回声结节影，对较大怀疑恶变者有的行EUS-FNA可发现异型细胞。

IPMN-B的诊断：临床表现无特异，部分可腹痛、发热、黄疸。实验室检查无特异，约40%可见CA19-9升高。影像学检查：囊状扩张的胆管（100%）、胆管腔内占位性病变（55%），胆道病变位置与该病变所在胆管扩张形态不一致是其特征性表现。与胆管细胞癌、复发性胆管炎、先天性胆总管囊肿癌变等难以鉴别，最终诊断靠术中及术后病理学检查。

治疗及预后：对于能够达到R0切除者，手术切除是IPMN-B唯一有效的根治措施。若病变局限于某段或某一侧半肝，可行包含病变在内的肝段、叶切除或患侧半肝切除，肝移植也是一种治疗方法。IPMN-B属于一种癌前病变，发生浸润性癌的概率较IPMN-P高，但预后均较传统的胆管癌、胰腺癌好。文献报道，若早期行根治性切除，总体预后较好，但肝外IPNB比肝内IPNB更具有侵袭性，5年生存率分别为81.8%和45%。

　　本例IPMN-B较罕见，临床表现不特异。影像学提示全程胆管扩张，胆管腔内可见肿块，肿块下游仍然存在明显的胆管扩张为IPMN-B所特有。EUS可清晰分辨胆管内的细微结构，沿扩张的胆管壁附着絮状低回声（黏液）、偏低回声结节（癌变）等，必要时行EUS-FNA，以术前精确诊断，指导外科治疗。早期治疗，总体预后较好。

（缪佳蓉　撰写　张　磊　冯云路　审校）

参考文献

[1] TAN Y H, CLARA M, YANELBA T, et al. Intraductal papillary neoplasm of the bile ducts：A case report and literature review[J]. World J Gastroenterol, 2015, 21(43): 12498-12504.

[2] HE M N, ZHANG J, ZHANG Q, et al. Intraductal papillary neoplasm of the bile ducts：A case report and literature review[J]. Zhongguo Yi Xue Ke Xue Yuan Xue Bao, 2017, 39(3): 451-455.

[3] NAKANUMA Y, KAKUDA Y, UESAKA K, et al. Characterization of Intraductal Papillary Neoplasm of the Bile Duct with Respect to the Histopathologic Similarities to Pancreatic Intraductal Papillary Mucinous Neoplasm[J]. Gut Liver, 2019, 13(6): 617-627.

[4] PARK H J, KIM S Y, KIM H J, et al. Intraductal Papillary Neoplasm of the Bile Duct: Clinical, Imaging, and Pathologic Features[J]. AJR Am J Roentgenol, 2018, 211(1): 67-75.

[5] SÁNCHEZ RODRÍGUEZ E, CAMINOA LIZARRALDE A, FORUNY OLCINA J R, et al. Intraductal papillary mucinous neoplasm of the biliary tract: a lesion of the bile duct lumen[J]. Rev Esp Enferm Dig, 2019, 111(10): 796-797.

[6] SATO T, HISAKA T, SAKAI H, et al. Clinicopathological Study of Resections of Intraductal Papillary Neoplasm of the Bile Duct[J]. Anticancer Res, 2019, 39(8): 4569-4573.

[7] MATSUMOTO T, KUBOTA K, HACHIYA H, et al. Impact of Tumor Location on Postoperative Outcome of Intraductal Papillary Neoplasm of the Bile Duct[J]. World J Surg, 2019, 43(5): 1313-1322.

病例 21

反复上腹痛、胆总管扩张——胰胆管汇流异常

一、病史简介

患者，女性，44岁，因"反复上腹痛3年"入院。

现病史：患者近3年反复出现饥饿及夜间上腹部剑突下隐痛，餐后可缓解，无发热、黄疸及背部放射痛。外院行胃镜检查诊断十二指肠球部溃疡，经质子泵抑制剂（proton pump inhibitor，PPI）治疗腹痛缓解，腹部超声检查提示胆总管扩张，建议上级医院诊治。

既往史：无特殊。

体格检查：腹软，无压痛及反跳痛，未触及腹部包块。

实验室检查：肝功能示TBil 21.6μmol/L，DBil 6.3μmol/L，IBil 15.3μmol/L，ALB 38.8g/L，ALT 5U/L，AST 12U/L，GGT 20U/L。

MRCP诊断：先天性胆管囊状扩张并胰胆管汇流异常（pancreaticobiliary maljunction，PBM）。EUS检查诊断：胆总管囊样扩张，胰胆管汇流异常（B-P型）。

二、影像解析

MRCP显示胆管囊状扩张，胆总管末端局限性狭窄并与胰管于胰头区提前汇流。上述影像首先需除外肿瘤或炎性狭窄等局部病变继发的胆道扩张。尽管患者存在肝功能异常，但是胆红素分布特点不支持梗阻性黄疸，临床也非胆道一过性排石的典型过程。胆系全程均匀扩张，提示病程冗长，需考虑先天性胆管囊肿等解剖发育异常。

先天性胆管囊肿分为5型，该患者为Ⅰ型，同时合并PBM。PBM时胰管、胆管在十二指肠壁外异常汇合，形成较长的共同管，Oddi括约肌不能控制胰胆管汇合部，导致胰液和胆汁互相反流。根据胰管和胆管连接的角度，PBM可分为3种类型：Ⅰ型为胆总管进入胰管后汇合为胰管型（B-P型）；Ⅱ型为主胰管进入胆管后汇合为胆管型（P-B型）；Ⅲ型为胰胆管汇合部既不属于Ⅰ型，也不属于Ⅱ型，即复杂型。PBM是一种罕见的先天畸形，50%~80%的胆管囊肿患者都存在PBM，由于胰液反流进入胆道

系统，造成胆管上皮损伤和囊肿形成。PBM的特征是胆管和胰管在十二指肠壁外汇流，形成通向十二指肠腔的长共同导管通道变（长度至少8mm，常超过20mm），与本例影像学表现符合。PBM、胆管囊肿也是胆道恶性肿瘤的重要危险因素，因此，尚需高灵敏度的检查进一步除外占位性病变，同时可除外微小结石。

EUS扫描显示：十二指肠球部前壁见白色瘢痕期溃疡，十二指肠球腔狭窄，超声内镜探头难以插入十二指肠，于胃内进行扫查。胃内扫查时将脾静脉作为路径，沿着脾静脉向左旋至胰头方向探查可以看到脾静脉和肠系膜上静脉汇合为门静脉，肝外胆管近端与门静脉腹侧伴行，超声图像上位于门静脉下方，追踪胆总管向下进入胰腺，穿过胰腺进入十二指肠壶腹，同时可观察到主胰管汇入十二指肠壶腹，胰胆管汇流异常时胰管、胆管在十二指肠壁外异常汇合，形成了较长的共同管。该病例近端胆管呈囊样扩张，胆总管末端局限性狭窄并与胰管于胰头区提前汇流，形成长约19.0mm胰胆管共同通道，扫查过程见图21-1及视频21-1。

视频21-1

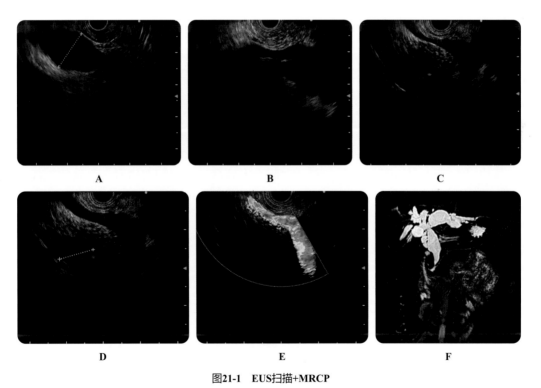

图21-1　EUS扫描+MRCP

注：A.胆总管扩张，直径约25.5mm；B.胆总管扩张，末段狭窄；C.胆总管于胰头处提前汇入胰管，汇合处狭窄；D.胰胆管共同通道过长，大约19.0mm；E.经多普勒证实为胰胆管共同通道；F.胆总管末端局限性狭窄并与胰管于胰头区提前汇流，胆管囊状扩张。

三、诊疗分析

EUS是诊断PBM的重要方法。扫查的要点是准确定位胆管、胰管以及两者的汇合部。在十二指肠扫查时将探头置入十二指肠降部，此时胆总管胰腺段显示为长轴切面，并与胰管毗邻，胆总管靠近探头而胰管远离探头，向乳头方向追踪扫查，正常情况下胆总管和胰管分别汇入乳头，而PBM患者胆总管和胰管在十二指肠壁外提前汇合。对于体形消瘦的患者，在胃体部扫查可观察到大部分胆管，位于门静脉后方。沿着胆总管远端扫查可观察到胆总管贯穿胰腺，此时胰头处主胰管与胆总管分别汇入十二指肠，PBM患者可观察到胆总管和胰管在十二指肠壁外提前汇合。

四、转归与随访

PBM合并胆管扩张者的首选治疗方式是肝外胆管切除+肝管–空肠Roux-Y吻合术，手术切除有癌变可能的扩张胆管，同时也消除了PBM这一病理因素，同时并发症及再手术率也较低。该患者腹痛考虑与消化性溃疡有关，而非胆管结石、胰腺炎等PBM相关的并发症。由于影像学评估没有肿瘤的征象，患者选择随访观察。

五、诊疗启迪

EUS具有良好的局部扫查能力和较高的分辨率，可以清楚地观察胰胆管汇合部，尤其适用于难以行ERCP检查者。对于胰胆管汇合部呈复杂型的患者，与其他影像学检查相比，EUS也可清晰显示是否为PBM。但EUS对于PBM诊断的准确性仍有赖于操作者的经验。

（卢加杰　撰写　吴　晰　审校）

参考文献

[1] TODANI T, WATANABE Y, NARUSUE M, et al. Congenital bile duct cysts: Classification, operative procedures, and review of thirty-seven cases including cancer arising from choledochalcyst[J]. Am J Surg, 1977, 134(2): 263-269.

[2] KAMISAWA T, ANDO H, HAMADA Y, et al. Diagnostic criteria for pancreaticobiliary maljunction 2013[J]. J Hepatobiliary Pancreat Sci, 2014, 21(3): 159-161.

[3] KAMISAWA T, KANEKO K, ITOI T, et al. Pancreaticobiliary maljunction and congenital biliary dilatation[J]. Lancet Gastroenterol Hepatol, 2017, 2(8): 610-618.

[4] 中华医学会小儿外科学分会新生儿学组，中华医学会小儿外科学分会肝胆学组. 儿童胰胆管合流异常临床实践专家共识[J]. 临床肝胆病杂志，2019，35（12）：2712-2715.

[5] KAMISAWAT, TAKUMAK, ANJIKI H, et al. Pancreaticobiliary maljunction[J]. Clin Gastroenterol Hepatol, 2009, 7(11 Suppl): S84-S88.

[6] ONO A, ARIZONO S, ISODA H, et al. Imaging of Pancreaticobiliary Maljunction[J]. Radiographics, 2020, 40(2): 378-392.

食管梭形细胞鳞癌——少见的进食哽噎病因

一、病史简介

患者，男性，60岁，因"间断嗳气11个月，进食哽噎感半年"入院。

现病史：11个月前开始间断嗳气，8个月前胃镜提示：距门齿32cm食管前壁1.0cm×1.2cm山田Ⅰ型黏膜隆起（图22-1），色黄，表面见血管。进镜40cm达贲门，局部无狭窄，表面黏膜光滑。胃大部切除术后毕Ⅱ式吻合，吻合口黏膜充血，可见2处浅溃疡。之后行EUS（微探头）发现（图22-2）：距门齿32cm食管隆起性病变处黏膜层及黏膜肌层增厚，边界清晰，呈低回声病变，黏膜层与黏膜肌层分界不清，截面大小2.1mm×6.2mm，其他各层结构清晰。半年前无明显诱因出现进食哽噎感，进食坚硬食物时明显，逐渐缓慢加重。体重无明显下降。

既往史：12年前因胃癌行胃大部切除+毕Ⅱ式吻合术，术后病理检查显示为高分化腺癌。

个人史：吸烟40年×20支/日，饮酒40年×20克/日。

体格检查：生命体征平稳，皮肤、黏膜无苍白、黄染，锁骨上淋巴结未触及。心肺（－）。上腹可见手术瘢痕，未及腹部包块。双

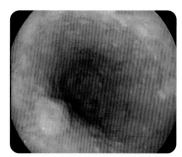
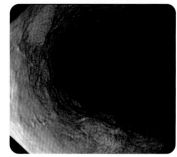

图22-1　胃镜（一）

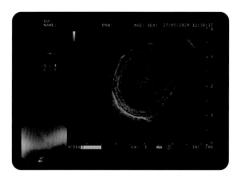

图22-2　EUS

下肢无水肿。

实验室检查：血常规及生化指标正常。SCC 2.53ng/ml（0～2.5ng/ml），Cyfra21-1 3.89ng/ml（0.1～3.3ng/ml），CEA、CA19-9正常。

二、影像解析

胸腹部CT（图22-3、图22-4）：食管下段及贲门区不规则增厚，管腔狭窄，边界不清，局部呈软组织密度，密度不均，平扫CT平均值30Hu，增强CT可见不均匀强化，AC、VC期CT值为42Hu、72Hu，病变区左前侧见囊状不明显强化，周边似环形强化。

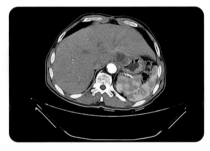 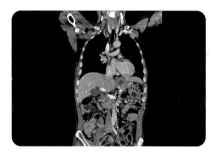

图22-3　胸部CT　　　　　　　　　图22-4　腹部CT

胃镜（图22-5）：食管距门齿30cm见一黏膜隆起，表面发黄，略凹陷，似见表面黏液，大小约0.6cm×0.3cm，较1个月前病变略减小，活检质硬。齿状线清晰，距门齿40cm，表面黏膜光滑，管腔无狭窄。食管中段活检病理（图22-6）：慢性炎症，少许鳞状上皮轻度非典型增生，局部间质内大量淋巴细胞样细胞浸润，显著挤压变形，形态不清。

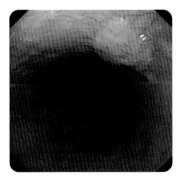 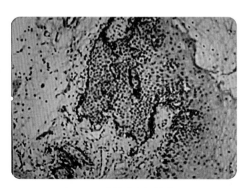

图22-5　胃镜（二）　　　　　　　图22-6　食管中段活检病理

EUS：贲门处扫查可见4.0cm×3.5cm大小囊实性包块，形态不规则，内部回声不均质，实性成分以中等回声为主，囊性成分面积约2.9cm×2.4cm，无回声；包块与贲门固有肌层分界不清，与左肝及胰体分界不清，

视频22-1　　　视频22-2　　　视频22-3

弹性成像实性部分呈蓝色，提示质地偏硬（视频22-1～视频22-3）。

三、诊疗分析

患者有明确吞咽困难，胃镜检查仅发现一处黏膜病变，位于食管距门齿32cm处，黏膜呈局部隆起，EUS小探头扫查提示黏膜及黏膜肌层增厚，活检病理学检查提示慢性炎性。然而，CT提示食管下段及贲门区管壁不规则增厚，边界不清，局部呈软组织密度，密度不均，管腔狭窄，而多次胃镜检查食管下段及贲门无明确狭窄，表面黏膜光滑，考虑病变位于食管黏膜层以外的结构，EUS检查对于诊断有重要价值。EUS对贲门区进行扫查时，探及囊实性包块，形态不规则，内部回声不均匀，与食管管壁及周围脏器结构分界不清，局部肝呈现受压改变，提示病变起源于食管壁内可能性大，需要考虑如下疾病。

1. 食管良性肿瘤　食管良性肿瘤较少见，按组织发生来源可分为：①腔内型，包括息肉及乳头状瘤。②黏膜下型，有血管瘤及成肌细胞瘤。③壁内型，肿瘤发生于食管肌层，最常见的是食管平滑肌瘤，约占食管良性肿瘤的3/4。上述病变多位于食管壁内或与黏膜层连续，有明确的边界，患者内镜、CT及EUS表现均不符合。

2. 食管癌　发生于食管上皮的恶性肿瘤，最常见的症状就是吞咽障碍，早期食管癌表现为进食哽咽感，随着病变的进展出现典型的进行性吞咽困难。然而，患者的病理学检查未发现明确恶性证据，要考虑沿上皮下浸润生长的食管癌，如基底层鳞癌或低分化癌的可能。

3. 间质瘤　来源于肌间的Cajal间质细胞，大多数起源于肌层，可发生在胃肠道的任何部位，胃和近段小肠多见，食管少见，内镜下表现与食管平滑肌瘤类似。免疫组织化学CD117、DOG-1、S-100蛋白等阳性有利于诊断。患者的内镜表现不符合典型间质瘤，但恶性变的间质瘤的表现可以不典型。

4. 成人型嗜酸细胞性食管炎　以食管功能障碍为主要临床表现，以食管上皮嗜酸性粒细胞浸润为主要病理特点的疾病。内镜下特点可以有固定环（同行环、波状食管、波状环）、渗出（白色点状或斑块）、沟纹（垂直线、纵向沟纹）、纸样黏膜、狭窄等，本例内镜及病理学表现均不支持。

5. 食管结核　食管结核在肺外结核中发生率很低，为0.15%。通过气管旁或纵隔内淋巴结的粘连、穿孔的继发性食管结核的报道占多数。病变的主要部位是黏膜下层，内镜下呈现黏膜下肿瘤样表现，可以与周围淋巴结粘连融合。患者无结核中毒症状，无食管以外结核的证据。

病变为囊实性病灶，位于贲门区域，体积较大且实性区域质地偏硬，考虑恶性病变可能性较大，如特殊类型的食管癌或者恶变的间质瘤等，获得病理诊断、明确病变性质对于指导下一步治疗非常必要。对于这类食管壁内/食管外的病变，EUS-FNA是重要的获得病理标本的手段。

EUS引导下用22G穿刺针（EchoTip，Cook）先穿刺囊性部分（视频22-4），予以10ml负压吸引，抽出囊液呈淡黄色，略混浊，送检。再次穿刺病变实性部分，采用缓慢提拉针芯微负压吸引，穿出多量组织条，分别送组织学及细胞学检查。穿刺液生化检查：AMY 51U/L，CEA 1.06ng/ml；穿刺涂片细胞学检查：涂片血性背景下见较多中性粒细胞、淋巴细胞，其间散在少量呈团簇样排列的卵圆形、梭形细胞，部分细胞染色质深染，可见异型性；穿刺组织条病理学诊断：送检纤维素渗出及出血中见卵圆形及梭形细胞团；免疫组化：波形蛋白（vimentin）（部分+），CD117（-），DOG-1（-），CD34（-），SMA（部分+），结蛋白（desmin）（-），S-100（少许+），Ki-67（增殖指数80%），CK（大部分+），成肌蛋白（myogenin）（-），MyoD1（-），钙网膜蛋白（calretinin）（-），MC（-），CD56（-），CgA（-），Syn（-），CD99（+），Fli-1（少许弱+），NKX2.2（少许+），CK7（-），CK8/18（少量+），CK5/6（+），P63（+）；病理学诊断：恶性肿瘤，结合免疫组化提示肿瘤向鳞癌及肉瘤样方向分化。临床医生和病理医生协商后，最终诊断考虑为食管梭形细胞鳞癌。

视频22-4

四、随访结果

患者家属考虑既往曾行胃癌根治术，此次再次诊断为恶性肿瘤，预后不佳，拒绝进一步诊治，自动出院。

五、文献复习

食管鳞状细胞癌（esophageal squamous cell carcinoma）是食管癌的主要组织学类型，而食管梭形细胞癌是食管鳞状细胞癌的一种罕见的特殊亚型，是具有不等量肉瘤样梭形细胞成分的鳞状细胞癌，曾称肉瘤样癌、癌肉瘤、息肉样癌、具有梭形细胞成分的鳞状细胞癌。组织学有上皮及肉瘤两种成分，组织起源仍不清楚，有复合瘤学说、碰撞瘤学说、合成瘤学说等。组织学一般均有上皮和肉瘤样组织两种成分，并常以肉瘤样组织占优势，至少50%。免疫组化肉瘤样组织除表达间叶性标志物波形蛋白外，有时肌源性和神经源性标志物如SMA、肌动蛋白（actin）、NSE、S-100可呈阳性，并常见灶性或片状上皮性标志物CK、EMA表达。有学者回顾性分析8例食管及胃肉瘤样癌，其中6例为食管肉瘤样癌，均位于食管中段及下段，呈息肉状坠入管腔；病理见鳞状细胞癌成分，并可见少数角化珠和细胞间桥，上述每例皆可见到肉瘤样的梭形细胞，免疫组化中2例角蛋白（keratin）、EMA及波形蛋白、结蛋白（desmin）阳性。有学者对食管肉瘤进行二代基因测序，所有患者发生TP53改变、15例患者中10例发生受体酪氨酸激酶（receptor tyrosine kinase，RTK）等基因突变，揭示了分子生物学的变化。

食管梭形细胞癌发生率占食管癌的0.2%～2.8%，以老年男性为主，有长期大量饮酒史和吸烟史，多发于食管中段，术前活检诊断正确率较低，大体类型以腔内型为主，较少发生淋巴结转移。而浸润程度和远处器官转移是影响食管梭形细胞癌预后的独立因素，TNM分期中晚期的5年生存率为43.7%。文献报道食管梭形细胞癌是一种侵袭性较低、淋巴结转移率低、预后相对较好的食管罕见恶性肿瘤，根治性手术是首选治疗方法，不能手术者可考虑放、化疗，但疗效存在争议，二代测序后靶向治疗可能为治疗提供了新思路。

六、诊疗启迪

本例患者有吞咽困难的症状，白光内镜未发现明确狭窄，CT提示食管下段及贲门占位，EUS证实此处病变自食管管壁向外浸润性生长，内部发生囊性变，最终通过EUS-FNA获得组织学标本，得以确诊为罕见类型的食管梭形细胞鳞状细胞癌。

（袁海鹏　撰写　冯云路　姚　方　审校）

参考文献

[1] 徐德宜. 八例食管胃肉瘤样癌临床病理分析[J]. 中华消化内镜杂志，1996（6）：371.

[2] 侯德法，孟刚，郝大海. 肉瘤样癌形态学及免疫组化观察[J]. 安徽医科大学学报，2008，43（6）：627-630.

[3] LU H Y, YANG S F, ZHU H N, et al. Targeted next generation sequencing identified clinically

actionable mutations in patients with esophageal sarcomatoid carcinoma[J]. BMC Cancer, 2018, 18: 251.

[4] 姬玲粉，范宗民，吴敏杰，等. 食管梭形细胞癌286例临床病理特征及生存影响因素分析[J]. 郑州大学学报：医学版，2016，51（5）：565-568.

[5] 刘广杰，曹青，刘世伟，等. 食管梭形细胞癌的临床特点及预后影响因素分析[J]. 医学研究生学报，2015，28（2）：5.

病例 23

胃底黏膜下肿瘤合并早期食管癌

一、病史简介

患者，男性，52岁。因"腹部胀痛3个月，加重2周"入院。

现病史：3个月前无明显诱因出现腹部胀痛，进食后哽咽感明显，腹痛、腹胀加重，偶发夜间痛，无发热、恶心、呕吐等。口服质子泵抑制剂治疗，疼痛有所缓解。2周前，疼痛明显加重，口服药物治疗症状缓解不明显。遂行胃镜检查，见食管下段右侧壁病变，表面粗糙，僵硬感，大小约1.0cm×1.0cm（图23-1A）。病理检查示：（食管黏膜）鳞状上皮重度不典型性增生，不除外癌变。胃底见黏膜下肿瘤，表面光滑，覆盖正常黏膜，未见糜烂及溃疡形成（图23-1B）。

进一步完善检查，腹部增强CT见胃底后壁方向软组织密度影，大小约6.4cm×4.5cm×4.4cm，病变密度不均匀，平扫CT值为15Hu，增强扫描CT值为28Hu，其内可见从腹腔干发出的供血血管。诊断：早期食管癌，肝、胃壁之间占位性病变（图23-1C）。血常规、肝肾功能未见异常；肿瘤标志物CEA 5.5ng/ml，AFP、CA19-9、CA15-3、CA12-5未见异常。

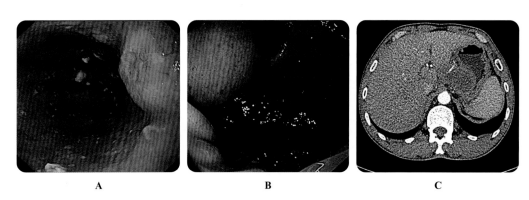

A	B	C

图23-1 首次胃镜及CT检查

注：A.食管病变；B.胃底黏膜下肿瘤样隆起；C.腹部增强CT。

二、诊疗分析

患者老年男性，腹痛不适，胃镜检查所见食管病变经病理学检查证实为食管鳞状细胞癌。依据白光内镜所见，患者的食管病变T分期较早，不能很好地解释为腹痛原因。反观胃底黏膜下肿瘤样病变，其边界欠清楚，与腹腔干紧邻，因此考虑其可能为患者腹痛不适的原因。进一步治疗方案的确定关键在于胃底病变性质的确定。

1．病变的组织来源　内镜所见，病变表面覆盖光滑黏膜，与周围胃黏膜一致，未见明确界限，黏膜表面未见新生物，因此不考虑其为胃上皮来源，上皮下来源可能性大。

2．胃底黏膜下肿瘤样病变　最常见的为胃肠道间质瘤（gastrointestinal stromal tumor，GIST），其次包括平滑肌瘤/平滑肌肉瘤、神经鞘瘤、血管球瘤、囊肿，胃壁外来源的畸胎瘤、胰腺/左肾肿瘤、转移瘤等。对这些病变的鉴别，有赖于影像学检查。通过CT所见，并不能明确鉴别上诉各种病变，因此需要进一步检查鉴别，考虑行超声内镜。

三、影像解析

EUS检查前，首先再次进行胃镜检查。镜下可见食管病变为扁平隆起型，僵硬感。余食管观察，可见该扁平隆起病变近端多处片状黏膜发红（图23-2A），范围近环周。切换窄带成像（narrow-band imaging，NBI）模式观察，可见上诉发红区域呈深茶色。喷洒1.5%卢戈碘液染色，可见多发片状不染区域（图23-2B）。胃底病变所见表面光滑，无糜烂及溃疡形成。

EUS所见，食管隆起病变区域可见食管壁第2层低回声带呈梭形增厚，其边界清楚，基底部食管壁第3、4层回声带光滑完整，无中断及增厚，且未见食管病变与胃底病变延续关系（图23-2C）。观察胃底，可见病变呈不均匀低回声改变，内部回声不

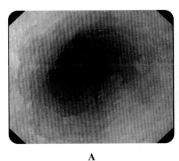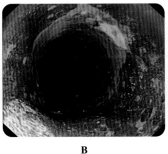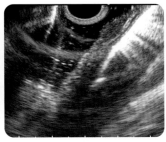

| A | B | C |

图23-2　食管病变

注：A.白光；B.碘染；C.超声。

均匀，可见条索状血流信号。丁病变边缘处观察，可见病变处胃壁层次尚清楚，病变与胃壁第4层低回声带关系密切（图23-3A）。病变向胃腔内、外生长，以向胃腔外生长为主，其胃黏膜侧边界光滑，浆膜侧粗糙不光滑（图23-3B），局部模糊不清，与肝、腹膜后血管分界欠清晰（图23-3C）。

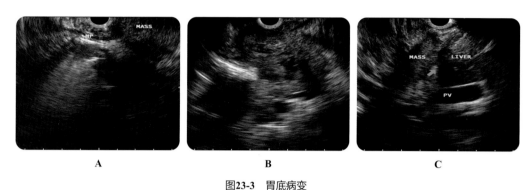

图23-3　胃底病变

注：A. 与胃壁关系；B. 与周围脏器关系；C. 浆膜侧不光滑。

检查中分析：①食管病变与胃底病变未见确切延续关系，考虑二者为不同性质病变。食管扁平隆起区域周围见大面积碘染色不染黏膜，考虑病变范围较广，不适合内镜治疗。②胃底病变与胃壁固有肌层关系密切，考虑其为固有肌层来源可能性大，结合超声所见，病变范围大，内部回声不均匀，可见丰富血供，浆膜侧边界不光滑，考虑为间质瘤可能性大，依据EUS所见推断其恶性程度高，不适合内镜治疗，同时考虑病变位于近贲门位置，与周围重要脏器、血管邻近，外科手术风险高，术后对生活质量影响大，建议先对病变行超声内镜细针穿刺活检（EUS-FNA），明确病理。

四、转归与随访

拟进一步行EUS引导下细针穿刺抽吸术（EUS-FNA）以明确病变性质。经内镜医生、外科医生、患者及患者家属的充分沟通，患者及家属拒绝进一步EUS活检。患者外科术前拟行胃底-贲门病变及食管病变切除，术中探查见病变局部累及肝总动脉及脾动脉，无法行根治性切除，因胃底-贲门病变有梗阻症状，同时考虑在无法行根治性切除的情况下，同时切除全胃及食管损伤大，且预计患者术后生活质量会下降明显，所以经过与家属沟通，仅行全胃切除，未处理食管早期病变。最终患者行全胃切除术、结肠前食管-空肠Roux-en-Y吻合术。胃底病变术后病理：肿瘤细胞呈巢状分布，浸润性生长，部分细胞可见角化，细胞核大、深染，核分裂象多见。免疫组化：CK5/6（+），CK7（-），CK20（-），CDX-2（-），P63（-），Ki-67[60%（+）]。诊断：

结合免疫组化结果，支持鳞状细胞癌（中分化）（图23-4）。

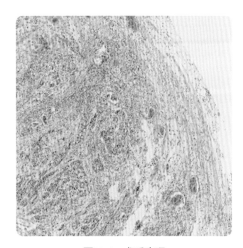

图23-4　术后病理
注：提示鳞状细胞癌（中分化）。

五、诊疗启迪

1. 此病例在最初的诊断过程中，没有考虑到食管病变与胃底病变可能存在的关联性，同时因为未获得患者和家属的同意，亦未在术前获得病理学诊断，直到最终手术才获得确定诊断。这是此病例诊疗中的不足之处。此病例提醒我们：一方面，对于食管早期肿瘤的患者，如发现胃底、贲门区域可疑的黏膜下肿瘤样病变，需要考虑二者同源/多原发的可能性；另一方面，如果胃底、贲门区域首先发现了黏膜下肿瘤样病变，需要特别关注食管甚至下咽部等鳞状上皮区域是否存在上皮内乳头状毛细血管袢（intraepithelial papillary capillary loop，IPCL）的异常分布，避免漏诊早期鳞状上皮癌。

2. 有报道称，与食管癌伴发的多原发肿瘤的发生率为9.5%～21.9%，鳞状上皮区域（头颈部、食管、肺等）可能出现区域癌化（field cancerization）的现象。在消化内镜的实际临床工作中，食管癌与头颈部的鳞状上皮同时出现病变的病例并不少见，但是食管与胃底同时出现鳞状细胞癌的病例并不多见。本病例即是在食管与胃底同时出现鳞状细胞癌，需要在实际工作中注意鉴别。

3. EUS所见病变浆膜侧边界不光滑，内部可见来自腹腔干的新生滋养血管，说明病变可能已经进展。同时病变的黏膜侧则异常光滑，并未出现糜烂、溃疡等表现。具有这种表现的病灶，除考虑间质瘤等胃壁非上皮来源的肿瘤外，需进行鉴别诊断，应该考虑淋巴结、转移性肿瘤等可能性。

（刘梦园　撰写　王　晟　冯云路　审校）

参考文献

[1] SOICHIRO Y, NOBUE K, HIROYASU M, et al. Resection of a Submucosal Tumor-Like Superficial Carcinoma in Middle Thoracic Esophagus Concomitant with Mucosal Adenocarcinomaand Submucosal Squamous Cell Carcinoma: A Case Report and Review of Literature[J]. Tokai J Exp Clin Med, 2015, 40(3): 96-103.

[2] TACHIBANA M, KINUGASA S, DHAR D K, et al. Prognostic Factors after Extended Esophagectomy for Squamous Cell Carcinoma of the Thoracic Esophagus[J]. J Surg Oncol, 1999, 72(2): 88-93.

[3] OSUGI H, TAKEMURA M, TAKADA N, et al. Prognostic factors after oesophagectomy and extended lymphadenectomy for squamous oesophageal cancer[J]. Br J Surg, 2002, 89(7): 909-913.

[4] 田慎之，陈福进，曾宗渊，等. 喉鳞状细胞癌多原发癌81例临床报道[J]. 中华耳鼻喉头颈外科杂志，2006, 41（10）：767-772.

水样腹泻、胃体皱襞肥大
——腹腔单个淋巴结促胃液素瘤

一、病史简介

患者，男性，49岁，因"间断腹泻伴反酸6年"入院。

现病史：2012年患者无明显诱因出现腹泻，4~5次/日，为黄色水样便、每次150~200ml，伴反酸，不伴腹痛、腹胀、恶心、发热等不适。就诊当地医院，查大便常规，未见红、白细胞，隐血（－）；行结肠镜检查见多发息肉（镜下钳除，病理不详）；予质子泵抑制剂（PPI）治疗，腹泻停止，但停用PPI后腹泻复现。2018年6月，停用PPI后腹泻再发，性质同前，伴反酸、腹胀。于外院胃镜检查：反流性食管炎（LA-B）；胃体皱襞粗大，触之壁硬，充血水肿糜烂，取材质脆，弹性差；十二指肠霜斑样溃疡；镜下诊断考虑胃黏膜病变性质待定（Borrmann Ⅳ型胃癌可能）；镜下胃体后壁活检病理见黏膜慢性炎症，腺颈部细胞轻度增生。结肠镜未见明显异常。PET-CT：胃底、胃小弯及胃体部多发胃壁增厚，最厚处约19.3mm，伴部分代谢增高，SUV_{max} 1.83，考虑恶性可能。患者于2018年8月7日就诊北京协和医院。

既往史、个人史、家族史：无特殊。

体格检查：BMI 20.9kg/m^2，全身浅表淋巴结未及肿大。心律齐，无杂音。双肺呼吸音清。腹平软，无压痛、反跳痛，未扪及包块。双下肢无水肿，直肠指检未及异常。

实验室检查：大便常规未见红、白细胞；血常规、肝肾功能检查未见明确异常；CEA 1.04ng/ml，NSE 12.9ng/ml；D-木糖吸收试验正常范围；促胃液素420.0pg/ml（正常范围13~115pg/ml）；血清甲状旁腺素水平正常。

二、影像解析

胃镜（图24-1）：胃底、胃体黏膜皱襞粗大、充血，胃壁充气扩张尚可；镜下诊断为胃底-体黏膜病变性质待定；行胃体多点活检病理，见胃黏膜轻度慢性炎症，胃底腺增生，部分腺体扩张，免疫组化结果CgA（散在＋）、Syn（散在＋）、CD56（－）、

Ki-67（index 1%）。EUS环扫（图24-2）：胃壁增厚以黏膜层增厚为主，呈低回声，以胃体上部及大弯侧明显，黏膜下层及固有肌层完整。结合黏膜活检病理存在胃黏膜腺体增生，临床考虑促胃液素瘤的可能。

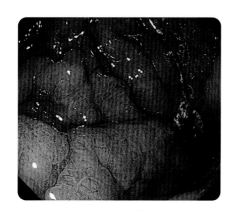
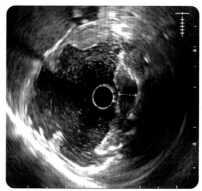

图24-1　胃镜
注：胃底、胃体黏膜皱襞粗大、充血。

图24-2　EUS环扫
注：胃壁增厚以黏膜层增厚为主，呈低回声，黏膜下层及固有肌层完整。

　　为明确促胃液素瘤的定位诊断，完善腹盆增强CT+胃重建（图24-3）：胃底、胃体至胃窦处胃黏膜皱襞明显粗大、增厚，胃小弯侧（约胰颈前方）软组织密度结节伴强化。

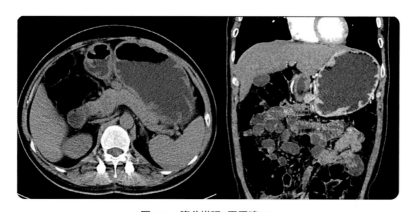

图24-3　腹盆增强+胃重建CT
注：胃小弯侧（约胰颈前方）软组织密度结节伴强化。

　　生长抑素受体显像（图24-4）：左上腹部生长抑素受体高表达灶，断层显像示相当于胃体部小弯侧见类圆形放射性摄取异常增高结节，大小约1.7cm，考虑神经内分泌肿瘤可能性大。

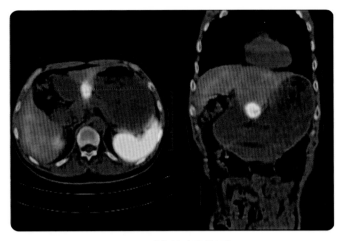

图24-4 生长抑素受体显像

注：相当于胃体部小弯侧见类圆形放射性摄取异常增高结节。

垂体动态增强MRI：未见明确垂体占位病灶。

甲状旁腺超声：甲状腺左叶下极见低回声，大小1.4cm×1.2cm×0.9cm，形态规则，边界清楚，周边内部见条状血流，甲状旁腺来源可能。

行EUS纵轴检查（视频24-1）：胰腺扫查未见明确异常；于胰腺颈部及肝门间可见一处直径约1.7cm椭圆形低回声病灶（淋巴结?），弹性成像较硬，声诺维造影显示为富血供病变，病灶周边有血流信号；行EUS-FNA（Echotip® 22G穿刺针，穿刺2针，涂片2张）。涂片细胞学（HE染色）找到肿瘤细胞，不除外神经内分泌肿瘤。

视频24-1

肝动态增强MRI：未见明确转移征象。

本例经北京协和医院胰腺疑难病多学科会诊，认为神经内分泌肿瘤明确，病灶孤立，未见明确转移灶；临床症状与高促胃液素相关；多发性内分泌腺瘤病Ⅰ型（multiple endocrine neoplasiaⅠ，MEN1）可能性较小；患者手术意愿强烈，故可行腹腔镜手术切除。

患者遂接受全麻下行"腹腔镜探查+小网膜肿物切除+腹腔淋巴结切除活检术"，术中见胃小弯上方、小网膜前叶可见椭圆形肿物，质软，边界清楚，完整切除肿物（图24-5）。术中冰冻切片病理：不除外神经内分泌肿瘤。术后5天，复查血清促胃液素降至29pg/ml，腹泻、反酸症状消失。患者术后恢复可，顺利出院。

术后石蜡病理（图24-6）：（腹腔肿物）

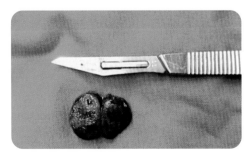

图24-5 手术标本

淋巴结转移性神经内分泌肿瘤（G1），CgA（＋），Syn（＋），CD56（＋），ATRX（＋），SSTR2（＋），TTF-1（－），Insulin（－），Somatostatin（－），P53（－），Ki-67（index 1%）。

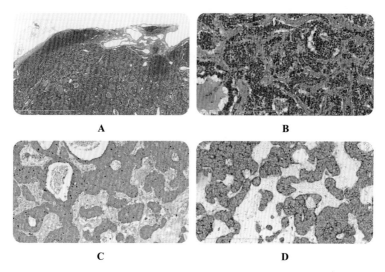

图24-6　手术石蜡病理

注：A、B. HE染色可见成片分布肿瘤细胞，细胞较小、染色质丰富；C. 免疫组化显示CgA（＋）；
D. 免疫组化显示Syn（＋）。

三、诊疗分析

患者慢性水样腹泻，且对PPI治疗反应良好、停用PPI后复现，胃皱襞粗大、胃壁僵硬感不明显等临床及内镜下表现，考虑存在神经内分泌肿瘤，尤其促胃液素瘤可能。后续促胃液素水平及腹盆增强CT检查则提供了支持证据。

促胃液素瘤是第二位常见的功能性胰腺神经内分泌肿瘤。多数促胃液素瘤为散发，伴发于MEN1者常为多发；多数促胃液素瘤发生于"促胃液素瘤三角"，即由胆囊管与胆总管交汇处、胰头与胰颈交汇处、十二指肠降部与第三段的交汇处围成的三角形区域，亦可位于胰腺其他部位。

促胃液素瘤大量分泌促胃液素，刺激胃酸过度分泌而导致相应的临床症状，包括反酸、胃灼热、恶心、呕吐、体重下降，难治性消化性溃疡导致的反复腹痛，以及大量胃酸刺激下的腹泻等胃酸相关症状。

本例病灶的定位诊断上，唯一生长抑素受体高表达的病灶位于胃小弯侧、胰颈部前方，未发现位于胰腺或十二指肠的病灶。生长抑素受体显像定位促胃液素瘤的灵敏度约为80%，仍会漏诊20%～33%的病灶，尤其是较小的十二指肠壁内病灶。虽然病灶本身尚位于"促胃液素瘤三角"内，在解剖上似乎与胃窦、十二指肠、胰腺并无关联。为定性诊断，我们对病灶进行了EUS-FNA。神经内分泌肿瘤在EUS下常表现为边界清晰的较低回声病灶，多呈圆形或椭圆形，超声造影强化早于胰腺组织，为富血供病变。EUS-FNA对神经内分泌肿瘤的诊断意义有两方面：第一是获得正确的病理诊断，第二是依据穿刺标本涂片的显微镜下Ki-67指数进行WHO分级（恶性程度不同）。欧洲内镜学会2017年指南推荐对实性病变穿刺可选择22G或25G穿刺针。尽管FNB针可以减少进针穿刺次数、有利于提高组织获取量，但病灶穿刺路径有丰富血流信号，仍选择FNA针。穿刺标本结合免疫组化染色（CgA和Syn），对神经内分泌肿瘤诊断的灵敏度为82.6%～100%，特异度为83.3%～93%；需要注意的是，CgA和Syn染色阳性也可见于实性假乳头状肿瘤。活检标本Ki-67进行病理分级可能与实际情况存在差异，特别在2cm以上的神经内分泌肿瘤符合率约为57.1%，2cm以下的符合率为87.5%），可能是因为较大的肿瘤内部纤维化倾向更明显，使肿瘤的异质性更强。

异位促胃液素瘤实属罕见（＜5%）。在既往报道中，异位促胃液素瘤可能出现于胃部、卵巢、大网膜、肾、淋巴结、空肠、食管、肝外胆管和肝。但应注意的是，促胃液素瘤同样可发生淋巴结和肝转移。

据Norton等报道，随访176例促胃液素瘤患者10年，其中10%患者的肿瘤仅存在于淋巴结。在无Zollinger-Ellison综合征的患者进行的尸检中发现，促胃液素瘤三角区内的淋巴结中，20%含有Syn染色阳性的细胞，15%含有胞内存在促胃液素的细胞；组织发育研究亦提示，在胚胎发育过程中，腹侧胰芽的胰腺干细胞脱落并融合到淋巴组织和十二指肠壁中。这都为原发性淋巴结促胃液素瘤的存在提供了理论基础。但是，原发性淋巴结促胃液素瘤和转移性淋巴结促胃液素瘤，在临床表现及淋巴结的分布区域和数量上，均无显著差异。因此，文献建议的区分方法：手术时仔细探查其他部位无肿瘤（胃窦、十二指肠），术后血清促胃液素水平迅速恢复正常，术后随访期间血清促胃液素水平持续正常且无病变（一般认为随访10年后无新发病灶，才能诊断原发性淋巴结促胃液素瘤）。

四、转归与随访

出院后患者每3个月复查促胃液素，均为正常范围；术后未再服PPI，腹泻症状持续缓解。出院1年后复查腹盆增强CT及生长抑素受体显像，未见新发病灶。目前仍在随访中。

五、诊疗启迪

本例患者以慢性水样腹泻起病，症状对PPI治疗高度依赖。患者另一个特点是胃皱襞粗大，经EUS扫查及活检病理证实为胃底腺增生所致的黏膜层增厚。二者提示患者病理性的高酸状态，不难想到促胃液素瘤可能。本例患者的定位诊断略费周折，常规影像学检查发现的病灶不在经典的促胃液素瘤区域，EUS扫描及活检为确诊提供了重要证据，而腹腔单个淋巴结受累的促胃液素瘤极为罕见，后续规律随访对于鉴别原发性还是继发性淋巴结病变非常重要。

（张晟瑜　撰写　吴　晰　审校）

参考文献

[1] CALETTI G, FUSAROLI P, BOCUS P. Endoscopic ultrasonography in large gastric folds[J]. Endoscopy, 1998, 30(Suppl 1): A72-A75.

[2] LAMBRECHT N W. Ménétrier's disease of the stomach: a clinical challenge[J]. Curr Gastroenterol Rep, 2011, 13(6): 513-517.

[3] ITO T, HIJIOKA S, MASUI T, et al. Advances in the diagnosis and treatment of pancreatic neuroendocrine neoplasms in Japan[J]. J Gastroenterol, 2017, 52(1): 9-18.

[4] 中华医学会消化病学分会胃肠激素与神经内分泌肿瘤学组. 胃肠胰神经内分泌肿瘤诊治专家共识（2020·广州）[J]. 中华消化杂志，2021，41（2）：76-87.

[5] NORTON J A, ALEXANDER H R, FRAKER D L, et al. Possible primary lymph node gastrinoma: occurrence, natural history, and predictive factors: a prospective study[J] Ann Surg, 2003, 237(5): 650-659.

[6] HERRMANN M E, CIESLA M C, CHEJFEC G, et al. Primary nodal gastrinomas[J]. Arch Pathol Lab Med, 2000, 124(6): 832-835.

[7] PASSARO E J, HOWARD T J, SAWICKI M P, et al. The origin of sporadic gastrinomas within the gastrinoma triangle: a theory[J]. Arch Surg, 1998, 133(1): 13-16.

[8] CHEN Y, DESHPANDE V, FERRONE C, et al. Primary lymph node gastrinoma: A single institution experience[J]. Surgery, 2017, 162(5): 1088-1094.

[9] ABU G M, ABUAMR K, SADEDDIN E, et al. Severe chronic diarrhoea secondary to primary lymph node gastrinoma[J]. BMJ Case Rep, 2017, 2017: bcr2016216855.

[10] GIBRIL F, REYNOLDS J C, DOPPMAN J L, et al. Somatostatin receptor scintigraphy: its sensitivity compared with that of other imaging methods in detecting primary and metastatic gastrinomas. A prospective study[J]. Ann Intern Med, 1996, 125(1): 26-34.

[11] ZHOU X X, PAN H H, USMAN A, et al. Endoscopic ultrasound-guided deep and large biopsy for diagnosis of gastric infiltrating tumors with negative malignant endoscopy biopsies[J]. World J Gastroenterol, 2015, 21(12): 3607-3613.

病例 25

罕见胃黏膜下肿物：胃结核

一、病史简介

患者（病例1），女性，25岁，因"上腹胀数月"入院。

现病史：数月前患者因上腹胀就诊于当地县级医院，给予"胃药"治疗（具体不详）无好转，行胃镜检查提示胃窦黏膜下肿物，建议到上级医院行超声内镜检查。患者无低热、盗汗，月经规律。

既往史、个人史、婚育史、家族史：均无特殊。

体格检查：体温36.4℃。全腹无压痛，无明显揉面感，移动性浊音（＋）。双下肢无水肿，余无特殊。

实验室检查：ESR 45mm/h；PPD试验（＋）；腹水检测为渗出液，以淋巴细胞为主，腺苷脱氨酶（ADA）45U/L；余无明显异常。

辅助检查：胸部CT提示无异常，腹部超声检查发现腹水和腹腔淋巴结肿大，结肠镜检查无肠结核等病变。

二、影像解析

胃镜：胃窦后壁黏膜下隆起，中央略微凹陷糜烂（图25-1A、B）。

EUS（环扫，UE260-AL5，日本奥林巴斯）：胃窦后壁低回声病灶（14.8mm×20.8mm），边界欠规则，内部回声欠均匀；局部胃壁增厚变形，层次结构消失；胃壁外可见肿大淋巴结，低回声病变与淋巴结相连续（图25-1C、D）。沿着中央糜烂处反复深挖活检，组织病理学检查（HE染色）显示慢性肉芽肿性炎症（图25-1E、F）。

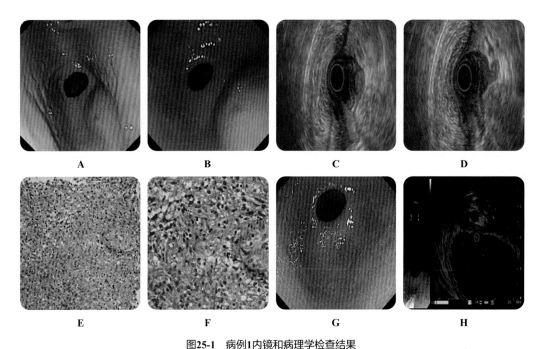

图25-1　病例1内镜和病理学检查结果

注：A.胃镜远视图；B.胃镜近视图；C.EUS见胃窦后壁低回声病变；D.EUS见病变与胃壁外淋巴结肿大相连续；E.HE染色（×200）；F.HE染色（×400），组织病理学检查（HE染色）：慢性肉芽肿性炎症；G.抗结核治疗后复查胃镜，见类似溃疡瘢痕的白色黏膜凹陷；H.治疗后复查EUS：低回声病灶及肿大淋巴结消失。

三、诊疗分析

胃窦黏膜下肿物，通常需考虑以下疾病的鉴别诊断。①胃异位胰腺：常见的胃黏膜下肿物，好发于胃窦，多数起源于黏膜下层，可伸展至肌层甚至浆膜层，中央多有特征性的脐凹，可见导管开口。②胃间质瘤：常见的胃黏膜下肿物，可发生于胃的任何部位，常单发，也可多发，可有或无包膜，常与周围组织界限清楚，肿瘤内部可发生缺血、坏死或钙化，表面可形成糜烂或溃疡，可发生于胃壁的各层组织中，好发于固有肌层，EUS常为低回声团块。③胃平滑肌瘤：胃内并不少见，多为圆形或椭圆形，多无真正包膜，较大时可有假包膜形成，质地较硬，绝大多数起源于固有肌层，少数起源于黏膜肌层，EUS常为低回声团块。④胃神经内分泌肿瘤：分为胃神经内分泌瘤和癌，其中神经内分泌瘤又分为1、2、3型，发病机制不同，各有其特点。EUS下多起源于黏膜肌层或黏膜下层，多为低回声团块。⑤胃脂肪瘤：起源于胃壁黏膜下层的高回声团块，有完整包膜，触之质软，根据其回声特点容易鉴别。⑥胃神经鞘瘤或神经纤维瘤：好发于胃体部，多单发，常位于黏膜下层，术前诊断困难，常需要术后病理学检查获得确诊。

本例声像图不符合上述常见的黏膜下病变。而其特征性表现——胃壁低回声与周边淋巴结相延续，提示胃结核的可能。我院内镜团队对此积累了成功的经验，先后确诊2例以胃黏膜下肿物为首发表现的胃结核病例：一例为52岁女性（病例2），发现胃底黏膜下肿物伴溃疡形成（图25-2A），EUS显示胃底低回声病变（20.2mm×25.0mm），边界不规则，内部回声不均匀，局部胃壁层次结构消失且增厚，胃壁外淋巴结肿大，且低回声病变与壁外肿大淋巴结相连续（图25-2B）。沿着中央溃疡处反复深挖活检，组织病理学检查（HE染色）显示慢性肉芽肿性炎症伴干酪样坏死（图25-2C）；结合患者低热、盗汗，ESR 50mm/h，PPD强阳性，确诊胃结核。而另一例患者为16岁男性（病例3），胃镜示胃底肿物（图25-3A），EUS显示胃底低回声病变（10.8mm×22.4mm），疑起源于胃固有肌层，内部回声均匀，边界清晰（图25-3B、C），拟诊为胃间质瘤行内镜黏膜下剥离术（eudoscopic submucosal dissection，ESD）治疗。手术打开固有肌层后，我们惊讶地发现一个包裹相对完整的病变，表面有多个结节。该病变明显压迫固有肌层并将其推入胃腔，并与胃壁外肿大淋巴结相连续（图25-3D、E）。成功切除病变后，常规进行组织病理学检查（HE染色）。病理结果显示慢性肉芽肿性炎症伴干酪样坏死（图25-3F 200×和图25-3G 400×）。患者确诊胃结核后，接受抗结核治疗，半年后复查时胃底病变消失，留下轻微的白色黏膜凹陷和瘢痕形成（图25-3H和I）。

结合文献资料，总结胃结核特征性的EUS表现如下：①胃壁增厚、变形，局部层次结构消失。②胃壁低回声病变，边界不规则，内部回声不均匀。③胃旁或腹腔淋巴结肿大。④胃壁低回声病变与肿大的胃旁或腹腔淋巴结相连续。其中，④表现尤为重要，原因在于胃结核多为继发，通常源于周边或腹腔淋巴结结核累及。

基于上述经验总结和EUS特点，结合患者腹水征、ESR、PPD、腹水化验结果以及病理检查，本例诊断考虑为胃结核和结核性腹膜炎，患者接受经典的四联抗结核药物治疗（异烟肼+利福平+吡嗪酰胺+乙胺丁醇）。

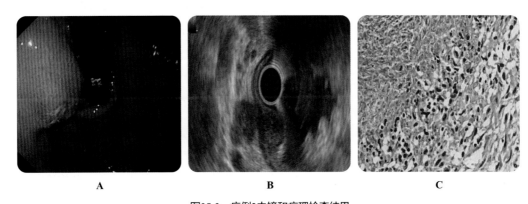

图25-2 病例2内镜和病理检查结果

注：A.胃镜检查见胃底黏膜下隆起伴中央溃疡形成；B.EUS见胃底低回声病变，与胃壁外淋巴结肿大相连续；C.组织病理学检查（HE染色×400）：慢性肉芽肿性炎症伴干酪样坏死。

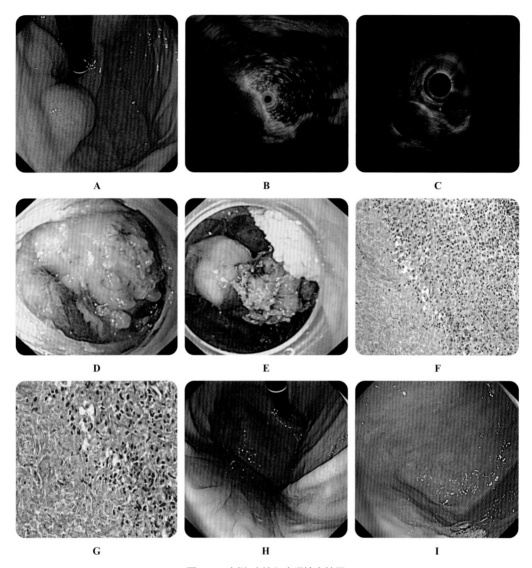

图25-3　病例3内镜和病理检查结果

注：A.胃镜检查见胃底黏膜下肿物，表面光滑；B、C.微型超声探头和环形EUS：胃底低回声病变，疑起源于胃固有肌层；D、E.ESD病变包裹完整，表面有多个结节，与胃壁外肿大淋巴结相连续的肿块；F、G.组织病理学检查（HE染色）：慢性肉芽肿性炎症伴干酪样坏死；H（远视图）和I（近视图），治疗后的复查胃镜：轻微的白色黏膜凹陷伴瘢痕形成。

四、转归与随访

1年后，患者的胃结核和腹水完全消退。再次复查胃镜，胃窦后壁的胃黏膜下隆起病变消失，代之以类似溃疡瘢痕的白色黏膜凹陷形成（图25-1G）。EUS（微型超声探头，UM-2R 12MHz，日本奥林巴斯）显示胃窦后壁低回声团块消失，胃壁变薄，胃壁外肿大的淋巴结也消失（图25-1H）。

五、诊疗启迪

胃结核罕见，临床诊断困难。因其临床表现、上消化道造影和胃镜检查均无特异性，胃结核常被误诊为慢性溃疡、胃癌或其他疾病。该病最终诊断基于病理活检证实干酪样坏死性肉芽肿。然而，由于胃结核的病变通常位于黏膜下，对于类似黏膜下肿物的胃结核，活检阳性率常很低。因此，EUS的声像学特征具有诊断提示作用。对于难以套用常见疾病的黏膜下病变，扫描时需各个层面全面观察病变，尤其通过EUS多层面完整的远场扫查了解病变周围情况，往往能够抓取重要线索。进一步的腹部CT扫描有助于揭示病变与周围结构（如胃旁或腹腔淋巴结）之间的关系，并排除其他肿瘤的可能性。另外，对于可疑的胃结核，应进行反复深挖活检或EUS引导穿刺活检（EUS-FNA或EUS-FNB）获取病理支持，必要时采用ESD技术也不失为一种选择。本例体现了EUS对胃结核的诊断价值，为胃黏膜下肿物的病因鉴别拓展了思路。

（朱　蓉　撰写　丁　震　吴　晰　审校）

参考文献

[1] CHETRI K, PRASAD K K, JAIN M, et al. Gastric tuberculosis presenting as non-healing ulcer: case report[J]. Trop Gastroenterol 2000, 21(4): 180-181.

[2] ERAY İC, RENCÜZOĞULLARI A, YALAV O, et al. Primary gastric tuberculosis mimicking gastric cancer[J]. Ulus Cerrahi Derg 2015, 31(3): 177-179.

[3] HIROKI YAITA, SHOTARO NAKAMURA, KOICHI KURAHARA, et al. Gastric tuberculosis resembling depressed typeearly gastric cancer[J]. Endoscopy, 2014, 46: E669-E670.

[4] SEONG-EUN KIM, KI-NAM SHIM, SU JIN YOON, et al. A Case of Gastric Tuberculosis Mimicking Advanced Gastric Cancer[J]. Korean J Intern Med, 2006, 21(1): 62-67.

[5] LIU P F, CHANG C S, WANG J, et al. Primary gastric tuberculosis[J]. Endoscopy, 2009, 41: E327-E328.

[6] HARI PADMANABHAN, ALEXANDER ROTHNIE, PRADIP SINGH. An unusual case of gastric outlet obstruction caused by tuberculosis: challenges in diagnosis and treatment[J]. BMJ Case Rep 2013, 2013: bcr2012008277.

[7] ARABI N A, MUSAAD A M, AHMED E E, et al. Primary gastric tuberculosis presenting as gastric outlet obstruction: a case report and review of the literature[J]. J Med Case Rep, 2015, 9: 265.

[8] SHARMA V, RANA S S, GUNJAN D, et al. Primary gastric tuberculosis mimicking a submucosal tumor[J]. J Dig Endosc, 2015, 3: 130-132.

一、病史简介

患者，男性，67岁，因"确诊胃癌3月余，黑便1周"入院。

现病史：患者2020年因贫血就诊外院，胃镜发现胃巨大新生物，病理学检查提示（胃体-胃底-贲门）小细胞神经内分泌癌，考虑进展期，遂转诊我院进行3次灌注化疗及免疫治疗。1周前出现黑便，考虑胃恶性肿瘤并发出血，遂再次收入院。

既往史、家族史、个人史：无特殊。

体格检查：慢性病容，贫血貌。腹平软，全腹部无压痛，无反跳痛及肌紧张。余无特殊。

实验室检查：肿瘤标志物AFP、CEA、CA125、CA19-9未见异常。肝肾功能示ALB 29g/L，其他指标未见明显异常。血常规示白细胞6.5×10^9/L，NEUT% 76.3%，NEUT 4.96×10^9/L，HGB 89g/L。

二、诊疗经过

腹盆增强CT：胃底-胃体-贲门癌，壁增厚程度较前稍减轻，胃周多发肿大淋巴结。盆腔少许积液。

入院第9天行腹腔镜辅助胃癌根治术（全胃切除+食管-空肠Roux-en-Y吻合）+部分空肠切除+肠粘连松解+迷走神经离断术。病理学检查符合小细胞神经内分泌癌，未见脉管、淋巴管转移，淋巴结未见转移癌。术前、术中、术后头孢呋辛钠抗感染，其他对症支持治疗。术后第2天，患者出现持续发热，术后第4天体温升高，最高38.8℃，患者自觉下腹部有胀痛，考虑盆腔积液量增加，将抗生素升级为头孢哌酮钠舒巴坦钠。术后第4天腹盆腔CT：腹盆腔积液增多，盆腔积液大小约4cm×5cm（图26-1）。术后第10天患者仍高热，复查

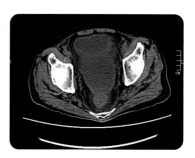

图26-1 术后第4天腹盆CT

血常规白细胞明显增多，CPR明显升高，WBC 19.01×10^9/L，NEUT% 89%，LY% 5.6%，NEUT 16.91×10^9/L，RBC 2.03×10^{12}/L，HGB 65g/L。患者自感下腹胀较前明显。考虑盆腔积液较前增加，抗生素调整为头孢哌酮钠舒巴坦钠+替硝唑氯化钠注射液。急查腹部超声及盆腹腔CT，提示盆腔呈包裹性积液，前后径105mm，腹腔见11mm×5mm积液（图26-2）。

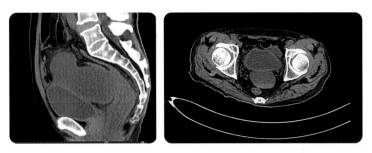

图26-2　术后第10天腹盆CT

三、影像解析

患者多次抗生素升级病情无明显好转，仍持续高热，盆腔包裹性积液逐渐增大，考虑盆腔包裹性积液为盆腔脓肿可能，目前治疗的关键是对盆腔脓肿进行有效的穿刺引流。患者急查腹部超声及腹盆CT，提示盆腔脓肿位置较深，前方有肠管和膀胱遮挡，无法经腹部完成穿刺引流。由于盆腔脓肿紧贴直肠壁，故尝试EUS引导经直肠盆腔脓肿穿刺引流（图26-3）。白光内镜见直肠前壁外凸隆起，EUS探查盆腔见脓肿，壁较厚，内部可见分隔，部分无回声，部分不均匀低回声，彩色多普勒无明显血流信号，调整合适穿刺部位，应用Boston Scientific 19G穿刺针进行穿刺引流，EUS监测下脓肿基本引流干净后退出穿刺针。共抽吸约60ml血性脓液。观察穿刺点无明显出血，直肠外凸隆起消失，避免穿刺点直肠瘘形成，术毕留置直肠肛管减压。

四、转归与随访

穿刺脓液常规及生化检查提示感染性脓液，培养检测出假丝酵母菌属。考虑为污染所致，故穿刺术后调整药物治疗方案。穿刺术后第2天体温降至正常，第3天复查血常规提示白细胞计数、中性粒细胞百分比、淋巴细胞百分比、中性粒细胞绝对值恢复正常。穿刺术后第4天复查盆腔CT（图26-4），盆腔脓肿基本消失，好转出院，随访5个月，复查盆腹腔CT，盆腔脓肿未见复发（图26-5）。

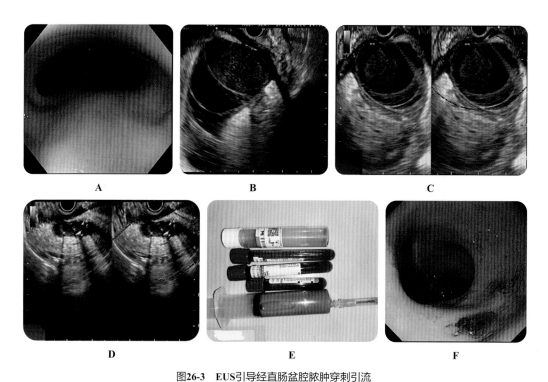

图26-3　EUS引导经直肠盆腔脓肿穿刺引流

注：A. 内镜所见直肠；B. EUS所见盆腔脓肿；C. 盆腔脓肿EUS-FNA；D. 盆腔脓肿EUS-FNA引流；
E. 穿刺抽吸出的脓液；F. 引流术后直肠穿刺点。

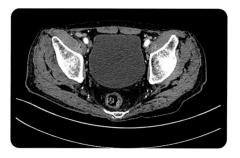

图26-4　EUS-FNA引流术后第4天复查盆腔CT

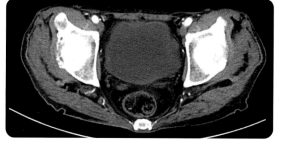

图26-5　EUS-FNA引流术后5个月复查盆腔CT

五、病例启迪

盆腔脓肿单纯抗生素治疗周期长且效果较差，甚至可能因为感染或脓肿破裂危及患者生命，故需要对盆腔脓肿进行有效的穿刺引流。经外科手术引流治疗创伤大，不作为首选，仅作为微创引流失败的补救措施。当前常用的微创引流途径，如经腹腔镜引流、经皮穿刺引流、超声或CT引导经阴道后穹隆穿刺引流、超声或CT引导经直肠穿刺吸引等方法。经皮穿刺引流有经腹壁和经臀两个路径，经腹壁穿刺路径适用于距离腹壁较近的脓肿引流，盆腔位置较深的脓肿由于有肠管和膀胱的脏器遮挡，无法完成经皮穿刺引流。而经臀穿刺路径比较远，容易损伤神经、血管等，且患者引流过程中需长时间采取俯卧位，故也不常采取这个路径引流。经阴道后穹隆穿刺路径虽然也比较短，但容易因为穿刺部位感染，且也只适用于女性患者。本例患者为男性患者，盆腔脓肿经多次抗生素升级，治疗效果较差，盆腔脓肿不断增大，盆腔脓肿位置较深，紧贴直肠壁，超声引导下定位准确，避免对邻近脏器损害，故采取EUS引导经直肠穿刺为最佳引流路径，创伤小，并发症少。

　　EUS引导经直肠盆腔脓肿穿刺引流是一种微创、安全、有效的盆腔脓肿治疗技术，可采取单纯脓液抽吸引流、支架置入引流、引流管置入引流等。单纯脓液抽吸引流较支架置入或引流管置入引流脓肿复发率相对要高，但支架或引流管置入也存在移位或堵塞风险。文献报道，EUS引导盆腔脓肿穿刺引流的适应证是脓肿距离肠壁＜2cm、成熟、具有完整包膜，尽量进行支架/引流管置入引流。与支架置入引流相比，单纯穿刺引流需要再次EUS-FNA干预的概率更高（27% *vs.* 11.7%）。当单纯抽吸、支架置入、引流管置入引流失败后，可重复进行EUS-FNA操作。脓肿引流术前及术后需要继续抗生素应用。

（张伟光　撰写　丁　震　审校）

参考文献

[1] GIOVANNINNI M, BORIES E, MOUTARDIER V, et al. Drainage of deep pelvic abscesses using therapeutic echo endoscopy[J]. Endoscopy, 2003, 35(6): 511-514.

[2] 李少群，程天明，周丹，等. 内镜超声引导下支架植入引流术治疗盆腔脓肿一例[J]. 中华消化内镜杂志，2011，28（9）：533-534.

[3] PURI R, CHOUDHARY N S, KOTECHA H, et al. Endoscopic ultrasound-guided pelvic and prostatic abscess drainage: experience in 30 patients[J]. Gastroenterol, 2014, 33(5): 410-413.

[4] RAMESH J, BANG J Y, TREVINO J, et al. Comparison of outcomes between endoscopic ultrasound-guided transcolonic and transrectal drainage of abdominopelvic abscesses[J]. J Gastroenterol Hepatol, 2013, 28(4): 620-625.

[5] HOLT B, VARADARAJULU S. Endoscopic ultrasound-guided pelvic abscess drainage (with video) [J]. J Hepatobiliary Pancreat Sci, 2015, 22(1): 12-15.

[6] 崔滋欣，钟宁，贾晓青，等. 内镜超声引导下经直肠盆腔脓肿引流一例[J]. 中华消化内镜杂志，2016，33（5）：337-338.

[7] POINCLOUX L, CAILLOL F, ALLIMANT C, et al. Long-term outcome of endoscopic ultrasound-guided pelvic abscess drainage: a two-center series[J]. Endoscopy, 2017, 49(5): 484-490.

不见首尾的异物：EUS引导鱼刺取出术

一、病史简介

患者，男性，67岁，因"上腹痛12天"入院。

现病史：患者12天前进食鲫鱼、鳗鱼等食物1小时后出现上腹正中疼痛，数字分级评分法（numerical rating scale，NRS）6～7分，持续10余分钟后缓解。此后腹部隐痛反复发作，多于夜间加重，每晚发作3～4次，性质同前。腹痛与进食无明显相关性。2天前因腹痛持续不缓解就诊我院。患者否认发热、胸闷、胸痛、腹胀、黑便、便血等不适。

既往史：诊断高血压病10余年，最高血压240/140mmHg，未规律诊治控制欠佳。

个人史：长期吸烟、饮酒。

体格检查：体温36.5℃。全腹软，未及压痛、反跳痛、肌紧张或腹部包块，肠鸣音3～4次/分。

实验室检查：血常规、肝肾功能、凝血功能、感染4项大致在正常范围。

二、影像解析

腹部CT：胃窦近幽门处短条状高密度影（图27-1）。

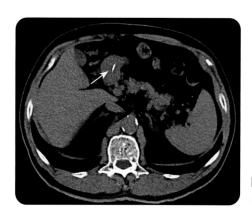

图27-1 腹部CT平扫

注：胃窦近幽门处短条状高密度影。

胃镜：胃窦近幽门前壁黏膜肿胀充血隆起，范围约1.5cm，口侧顶部可见1处略凹陷开口改变，可见少量白色絮状物质，未见明确异物头端（图27-2）。

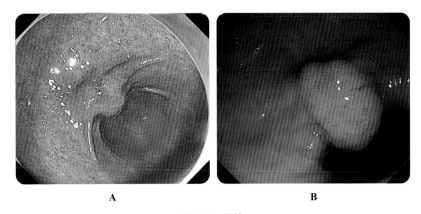

图27-2　胃镜

注：A.远视图；B.近视图。

EUS（小探头，日本奥林巴斯）：病灶处黏膜层呈中低回声增厚，与黏膜下层界限不清，内见条状高回声，范围约0.8mm×0.8mm，紧邻固有肌层（图27-3）。

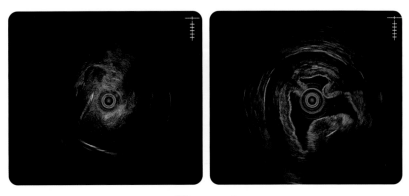

图27-3　EUS

三、诊疗分析

患者中老年男性，进食鱼类食物后即刻出现腹痛，症状反复发作，就诊前明显加重。CT影像学检查提示胃窦近幽门处短条状高密度影。胃镜可见胃窦近幽门处黏膜隆起，但未见异物尾端。小探头EUS下可见病变处高回声病变，主要累及黏膜和黏膜下层，紧邻固有肌层。患者病史结合影像学资料，诊断首先考虑鱼骨异物刺入胃壁可能性大。目前胃镜下异物尾端不可见，常规内镜下取出异物方式已不可行。EUS观察异物尚未突破固有肌层，无血管等周围重要脏器损伤表现，综合患者年龄、手术意愿等，尝试EUS引导黏膜切开术取出异物。

入院后予禁食禁水、抑酸、补液治疗，监测血压控制欠佳，麻醉科、心内科多学科评估协作，优化血压控制方案，监测血压稳定于130～140/90～100mmHg后，在全身麻醉状态下行EUS引导黏膜切开取出术。

进镜至胃窦近幽门前壁病变处，予黏膜下注射亚甲蓝盐水（图27-4A），黏膜抬举满意后，以Dual刀划开黏膜及黏膜下层（图27-4B），伸入小探头至黏膜下层，寻找到条状高回声，通过左右摆动探头方向，并同时观察超声探头在光镜下移动方向和超声视野中探头和高回声异物之间距离的改变来确定异物位置后，扩大黏膜切开处，暴露白色异物（图27-4C）。以异物钳夹取异物后完整取出至体外（图27-4D），测量长度约1.5cm（图27-4E）。观察胃窦局部无明显渗血后退镜（图27-4F）。

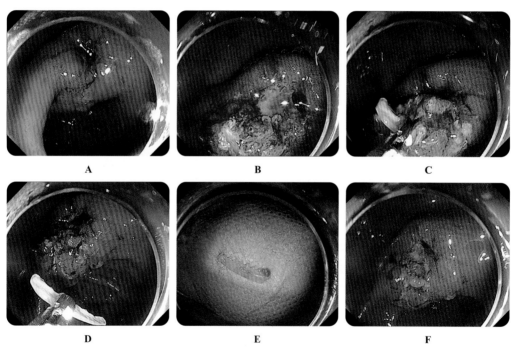

图27-4　胃窦异物取出过程

四、转归与随访

术后第2天恢复饮水及温凉流食，术后第3天恢复半流食，患者无发热、黑便、便血等，腹痛明显缓解，术后第3天几乎无腹痛。术后第3天出院，继续应用奥美拉唑20mg每天2次、硫糖铝口服混悬液10ml每天3次，共2周。电话随访，患者未再发腹痛，无发热等不适，已恢复正常进食。

五、诊疗启迪

1. 对喜食鱼类的地区，鱼骨是最常见的消化道异物，可表现为弥漫胸痛、压迫感、异物感或颈痛等。对不能解释的腹痛或腹部不适患者，异物应作为鉴别诊断的考虑之一，仔细询问病史结合适当的辅助检查。

2. 由于异物可能位于相邻CT层面之间，在CT上可能无法显示，结合胃镜、EUS检查可极大提升诊断准确性。

3. 诊断方面，完全刺入胃壁的异物相对少见，胃镜下可表现为胃黏膜下肿物（submucosal tumor，SMT）。相比胃镜，EUS不仅可以与黏膜下肿物鉴别，明确是否存在异物，还可判断异物位置、大小、受累消化道组织层次、异物与周围器官的关系及是否有大血管损伤等。通过类似的方法，还可以扩展临床应用适应证，如在内镜下黏膜下肿物切除手术，当切开黏膜后无法有效暴露瘤体时，小探头EUS可协助瘤体的定位。

4. 治疗方面，对于外观类似SMT的胃壁异物，既往文献报道，内镜黏膜下剥离术（ESD）及手术均为有效的诊疗方式。EUS可清晰显示消化道管壁层次，锋利或尖锐异物刺入消化道管壁时因无法判断刺入深度不宜贸然在内镜下拔除，应先行EUS判断异物进入的深度、周围是否有血管及脏器损伤，以决定异物取出的方式。在黏膜肿胀明显处以EUS判断异物部位，指导切开黏膜，有助于缩小手术切口、减少手术创伤，进而避免穿孔、出血等操作并发症。

（李佳宁　撰写　蒋青伟　吴　晰　审校）

参考文献

[1] CHEN Z C, CHEN G Q, CHEN X C, et al. Endoscopic extraction of a submucosal esophageal foreign body piercing into the thoracic aorta: A case report[J]. World J Clin Cases, 2022, 10(8): 2484-2490.

[2] LI J, WANG Q Q, XUE S, et al. Gastric submucosal lesion caused by an embedded fish bone: A case report[J]. World J Clin Cases, 2022, 10(3): 1099-1105.

[3] CAO L, CHEN N, CHEN Y, et al. Foreign body embedded in the lower esophageal wall located by endoscopic ultrasonography: A case report[J]. Medicine (Baltimore), 2018, 97(26): e11275.

[4] 余琴，张敏，王玲，等. 超声内镜引导下细针穿刺活检确诊鱼刺穿破贲门致肝胃间隙脓肿一例[J]. 中华消化内镜杂志，2018，35（7）：516-517.

[5] OH W G, KIM M C, YOON H J, et al. Intramural gastric abscess caused by a toothpick presenting as a subepithelial tumor[J]. Clin Endosc, 2014, 47(3): 254-257.

[6] SHAN G D, CHEN Z P, XU Y S, et al. Gastric foreign body granuloma caused by an embedded fishbone: a case report[J]. World J Gastroenterol, 2014, 20(12): 3388-3390.

[7] KIKUCHI K, TSURUMARU D, HIRAKA K, et al. Unusual presentation of an esophageal foreign body granuloma caused by a fish bone: usefulness of multidetector computed tomography[J]. Jpn J Radiol, 2011, 29(1): 63-66.

[8] 汪泳, 张方信, 吴晓兰. 超声内镜引导下胃壁内鱼刺取出一例[J]. 中华消化内镜杂志, 2010, 27（12）: 663.

胆总管胰腺段狭窄EUS引导胆管引流
——操作过程惊险重重

一、病史简介

患者，女性，84岁，因"上腹部胀痛不适1月余，加重伴皮肤巩膜黄染1周"入院。

现病史：患者于当地医院行上腹部磁共振成像（MRI）及磁共振胰胆管成像（MRCP）示，胆总管胰腺段突然截断，伴肝内外胆管及胰管扩张，胰头周围多发淋巴结。

既往史：患者2年前因胃癌行"胃癌根治术"（具体吻合方式不详）。

实验室检查：肝功能示TBil 156.40μmol/L，DBil 144.30μmol/L。淀粉酶（AMY）正常范围内。肿瘤标志物CA19-9 139.30U/ml，CEA正常范围。

影像学检查：腹部增强CT见十二指肠壁增厚，肝内外胆管扩张，胆总管扩张，壁增厚伴强化，延续至胆总管末端呈结节样、不均匀强化，警惕占位性病变，胆管癌？腹部MRI+MRCP见腹水；胆总管胰腺段突然截断，伴肝内外胆管及胰管扩张，胰头周围多发肿大淋巴结（图28-1）。

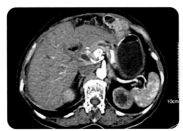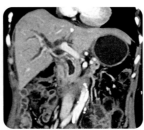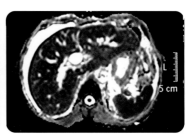

图28-1 腹部增强CT+MRI平扫+MRCP

二、诊疗分析

老年女性，上腹痛伴黄疸，无发热，实验室检查胆红素水平升高，以直接胆红素为主，CA19-9升高，影像学检查提示：伴肝内外胆管及胰管扩张，胆总管胰腺段突然截断，胰头周围多发淋巴结肿大，既往有胃癌手术史。诊断首先考虑梗阻性黄疸，引起梗阻的原因：①胰头周围肿大淋巴结压迫。②胰头癌或胆管癌：胰头癌及下段胆管癌可以有类似表现，但影像学未发现明确占位，可以ERCP的同时行胆管内超声（intraductal ultrasonography，IDUS）或活检明确，但综合考虑患者年龄、手术意愿等情况，即使为胆管癌或其他恶性肿瘤，目前不考虑根治性手术，处理原则仍然为姑息性胆管引流减压。

三、操作解析

为明确梗阻性黄疸的原因，首选检查是胆管造影。按照目前国内外指南，做过消化道重建术的患者仍首选常规ERCP，如无法行ERCP或检查失败，可行EUS引导胆管引流术（endoscopic ultrasound-guided biliary drainage，EUS-BD）。患者充分术前准备后，无明显手术禁忌，于全麻下行手术治疗。尝试行ERCP，胃镜顺利进入胃内，见胃黏膜光滑，无溃疡及出血点，胃-肠吻合口通畅，并可见肠-肠吻合口（图28-2）。沿吻合口继续进镜，反复寻找，均无法到达乳头位置，无条件进行常规ERCP。

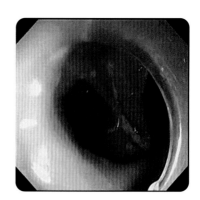

图28-2 内镜（胃镜+透明帽）
注：见肠-肠吻合口。

EUS-BD是ERCP失败时的补救手段，其穿刺部位有以下几种：①经胃经肝穿刺，即肝-胃吻合（EUS-guided hepaticogastrostomy，EUS-HGS），如毕Ⅱ式胃大部切除术、远端胃大部切除术+Roux-en-Y吻合、胆-肠吻合术、胰十二指肠切除术。②经肠经肝穿刺，即肝管-空肠吻合（EUS-guided hepaticojejunostomy，EUS-HJS）或肝管-小肠吻合（EUS-guided hepaticoesophagostomy，EUS-HES）：如全胃切除术、近端胃大部切除术。③经十二指肠经胆管穿刺，即胆总管-十二指肠吻合（EUS-guided choledochoduodenostomy，EUS-CDS）。

目前尚无明确指南或共识指出何种手术方式最佳，主要是根据患者的解剖情况和梗阻部位决定。而此患者曾行胃大部切除术，除毕Ⅰ式吻合外，EUS不能到达十二指肠球部行EUS-CDS，考虑只能行EUS-HGS，视术中情况决定是否做EUS引导胆道会师术（EUS-guided rendezvous technique，EUS-RV）或EUS引导顺行胆汁引流术（EUS-guided antegrade stenting，EUS-AG）。

手术过程如下：超声扫查见肝周大量积液（图28-3A，视频28-1），肝内胆管扩张，胆总管上段扩张，直径约15mm（图28-3B）。首先寻找

视频28-1

合适的目标胆管进行测量和穿刺（视频28-2）。该患者S2肝管较细，若选择穿刺S2，内镜下见穿刺点位置会较高（位于贲门上），因此选择S3肝管，宽度5.4mm，距离出针部位约35.4mm（图28-3C）。

视频28 2

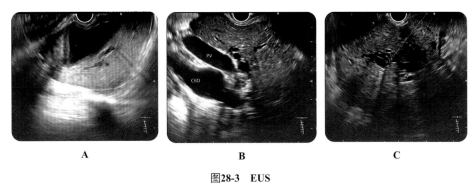

图28-3　EUS

在EUS引导下以19G穿刺针穿入S3肝管（图28-4A，视频28-3），并调整穿刺针位置（视频28-4），回抽见胆汁（图28-4B），注射造影剂可见肝内外胆管显影，胆总管有轻微显影（图28-4C）。

视频28-3　　视频28-4

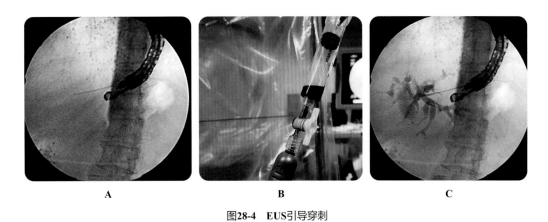

图28-4　EUS引导穿刺

惊险1：应用7Fr扩张探条扩张胆道穿刺部位（图28-5A），继续进导丝，X线下见导丝脱出（图28-5B）。

分析原因：可能与导丝进入肝右叶胆管，且进入距离较短有关。解决方案：尝试在不撤出扩张探条情况下撤回导丝，沿扩张探条进导丝。但反复进行尝试，导丝不能再次进入肝内胆管，决定重新进行EUS下胆管穿刺（视频28-5），穿刺成功后，置入导丝，见导丝前端再次进入肝右叶胆管（图28-5C）。

视频28-5

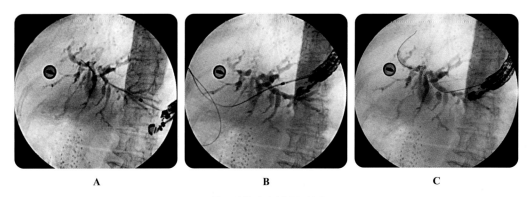

图28-5 第一次扩张穿刺路径并进入导丝

注：A.扩张探条扩张穿刺路径；B.导丝自胆管中脱出；C.导丝进入肝右叶胆管。

惊险2：已有文献及指南指出，可选用扩张探条及囊肿切开刀进行穿刺通道的扩张，不建议应用针刀。因目前无6Fr囊肿切开刀，故首先应用扩张探条扩张穿刺通道（图28-6A），可通过胃壁及肝被膜，但不能通过胆管壁进入肝内胆管。据既往应用三腔切开刀成功扩张的临床经验，此次再次选用三腔切开刀（图28-6B），但依然不能通过胆管壁进入肝内胆管。尝试应用Soehendra支架取出器，成功旋转进入胆管（图28-6C）。

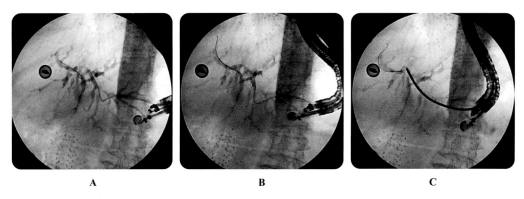

图28-6 第二次经导丝扩张穿刺路径

注：A.再次应用扩张探条扩张穿刺路径；B.三腔切开刀扩张穿刺路径；
C.应用Soehendra支架取出器扩张穿刺路径成功。

惊险3：导丝末端在右肝管，反复调整，不易进入胆总管（图28-7A）。

分析原因：可能与穿刺部位为S3肝管，且左右肝管较平直，导丝自S3肝管上行后易直接进入右肝管有关。

解决方案：类似ERCP中超选左右肝管，应用三腔切开刀调整导丝方向后，导丝成功进入胆总管（图28-7B）。

惊险4：导丝很难通过狭窄段，反复在胆总管狭窄段上方返折（图28-7C）。

分析原因：与胆总管上段明显扩张而狭窄段较窄有关，导丝是由一个较宽阔的空间进入一个突然变细的较小的通道，犹如在一个大的台球桌射一个小的球洞，球体很容易遇到球桌边缘而改变方向。

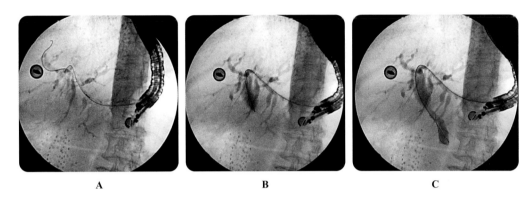

图28-7　超选导丝自肝内胆管进入肝外胆管

注：A.导丝反复进入肝右叶胆管；B.应用切开刀后导丝成功进入胆总管方向；
C.导丝反复在胆总管狭窄段上方返折。

解决方案：应用超滑导丝和切开刀改变方向，导丝弯曲的头端触到胆管狭窄段后缓慢旋转导丝，成功通过狭窄段（图28-8A）。切开刀进入十二指肠并显影，估算狭窄距离后，顺行将直径10mm、长6cm的金属支架放入胆总管内，一端位于十二指肠

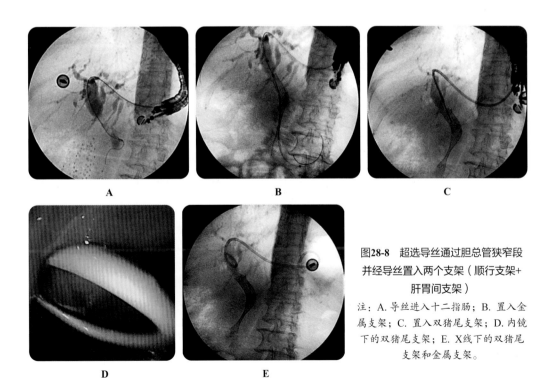

图28-8　超选导丝通过胆总管狭窄段并经导丝置入两个支架（顺行支架+肝胃间支架）

注：A.导丝进入十二指肠；B.置入金属支架；C.置入双猪尾支架；D.内镜下的双猪尾支架；E.X线下的双猪尾支架和金属支架。

内，另一端位于胆总管上段（图28-8B）（此步操作即为EUS-AG）。沿导丝置入另一直径8Fr、长12cm的双猪尾支架，一端位于肝门部，另一端位于胃内（EUS-HGS，图28-8C）。镜下见支架位置恰当，并有胆汁流出（图28-8D）。透视下见支架位置恰当，退镜术毕（图28-8E）。

四、转归与随访

术后24小时内应用抗生素，复查血常规、血淀粉酶均在正常范围。停用抗生素，进流食，术后2天出院。1周后电话随访：患者精神状态、饮食、睡眠明显好转，黄疸明显减轻，尿色恢复正常。家属考虑患者为恶性肿瘤，目前情况均已好转，要求暂不行血液学检查。

五、诊疗启迪

1. 对于消化道重建术后的梗阻性黄疸拟内镜减黄患者，目前大部分指南及共识观点仍然认为ERCP为首选治疗手段，EUS-BD为ERCP补救治疗手段。

2. EUS下选择合适的肝内胆管进行穿刺是EUS-BD成功的关键，远离肝门部的肝内胆管较细，不易穿刺成功及进行置管，且可能由于穿刺距离过近，经肝组织较少，使胆瘘或者出血风险增加；而靠近肝门部的胆管Glisson鞘更厚，增加穿刺难度，且穿刺距离过远，穿刺针方向不易控制。还应注意胃内穿刺位置不宜过高（不能高于齿状线），防止术后胆汁反流进入食管。有文献指出，穿刺距离1~3cm、目标胆管直径>5mm穿刺成功率更高。

3. 其他影响穿刺成功率的因素有穿刺角度、穿刺次数等。应尽可能一针穿刺成功，穿刺时非必要不抬钳器，否则易造成针头弯曲，EUS下不易跟踪显示。

4. 此患者行EUS-HGS（肝-胃吻合）并同时行EUS-AG（顺行支架置入治疗），有文献报道，HGS+AG减黄效果更明显，疗效维持时间更长。

5. EUS-BD需要EUS介入技术和ERCP技术的完美结合，而EUS-BD手术的操作应以精湛的ERCP技术为基础。除定位穿刺位置时需要EUS实时监控外，穿刺置入导丝后，余下的步骤与ERCP支架引流类似，使用的配件也相同。合理选择并应用导丝、切开刀、扩张探条、取石球囊等ERCP常用工具，有助于完成EUS-BD手术。

6. EUS-BD过程中会遇到各种困难，多观摩、了解其他医生的操作，借鉴经验教训，需寻找合适的解决方法，对于提高手术成功率，解决患者难题非常重要。

（张立超 撰写 姚 方 审校）

参考文献

[1] TEOH A Y B, DHIR V, KIDA M, et al. Consensus guidelines on the optimal management in interventional EUS procedures: results from the Asian EUS group RAND/UCLA expert panel[J]. Gut, 2018, 67(7): 1209-1228.

[2] ISAYAMA H, NAKAI Y, ITOI T, et al. Clinical Practice Guidelines for Safe Performance of Endoscopic Ultrasound/Ultrasonography guided Biliary Drainage: 2018[J]. J Hepatobiliary Pancreatic Sci, 2019, 26(7): 249-269.

[3] YAMAMOTO K, ITOI T, TSUCHIYA T, et al. EUS-guided antegrade metal stenting with hepaticoenterostomy using a dedicated plastic stent with a review of the literature (with video)[J]. Endosc Ultrasound, 2018, 7(6): 404-412.

[4] HOLT B A, HAWES R, HASAN M, et al. Biliary drainage: role of EUS guidance[J]. Gastrointestinal Endoscopy, 2016, 83(1): 160-165.

[5] GUO J, SAFTOIU A, VILMANN P, et al. A multi-institutional consensus on how to perform endoscopic ultrasound-guided peri-pancreatic fluid collection drainage and endoscopic necrosectomy[J]. Endoscopic Ultrasound, 2017, 6(5): 285-291.

病例 29

胰腺包裹性坏死并左侧门静脉高压EUS引导AXIOS支架引流术

一、病史简介

患者，男性，53岁，因"反复上腹胀痛10月余，再发2个月"入院。

现病史：患者于10个月前无明显诱因出现左上腹部疼痛，为阵发性胀痛，伴腰背部放射痛，劳累后加重，无发热、腹泻、呕吐等不适。遂于当地医院就诊，诊断为急性酒精性胰腺炎，予以对症治疗后好转。患者出院后仍间断左上腹部胀痛，2个月前无明显诱因出现腹痛加重，进食后明显，伴腰背部放射痛，遂来我院就诊。

既往史：无特殊。

体格检查：全身浅表淋巴结未及肿大。心律齐，无杂音，双肺呼吸音清。上腹部稍硬，上腹部压痛，无反跳痛，未扪及包块，移动性浊音阴性，双下肢无水肿。

实验室检查：血常规示WBC 5×10^9/L，NEUT% 54.2%，NEUT 2.7×10^9/L，HGB 118g/L，PLT 341×10^9/L。CRP 13.88mg/L，凝血酶原活动度69.1%。淀粉酶、甲状腺功能、肝功能、肝炎全套均正常。

二、影像解析

全腹CT平扫加增强：①胰腺改变，符合慢性胰腺炎表现，并胰头–颈交界处、胰周假性囊肿形成，大小为8.0cm×5.6cm×6.0cm，脾静脉受累可能（图29-1A）。②左侧门静脉高压，伴侧支循环形成（胃底静脉曲张、脾–胃分流）（图29-1B）。

EUS：①慢性非萎缩性胃炎，胰腺包裹性坏死对胃腔的压迫不明显，但有胃底静脉曲张（图29-2）。②胰尾包裹性坏死，囊肿距胃壁1.7cm，囊肿周围血管丰富（图29-3A、B、C）。③胰腺炎伴左侧门静脉高压，门静脉增宽，约1.4cm（图29-3D）。

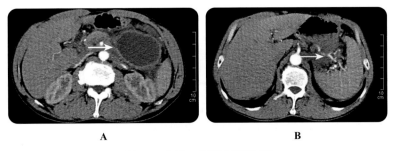

图29-1　全腹CT平扫加增强扫描

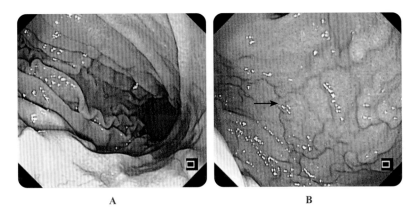

图29-2　胃镜检查

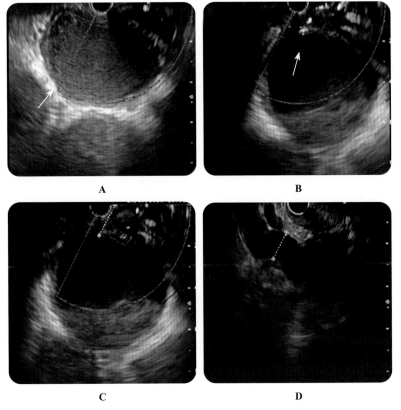

图29-3　EUS检查

三、诊疗经过

根据既往胰腺炎病史及CT、EUS等检查，患者胰腺包裹性坏死伴左侧门静脉高压诊断明确。但治疗过程面临以下问题：患者出现压迫症状，腹痛并腹胀；包裹性坏死形成时间 > 6周且囊壁完整成熟；包裹性坏死直径 > 6cm；合并左侧门静脉高压；探头与包裹性坏死周围多量小血管，有胃底静脉曲张；穿刺距离 > 1cm。据此，患者应行EUS引导引流还是手术引流？使用金属支架还是塑料支架？

1. 内镜下穿刺引流或手术治疗的选择 根据美国消化内镜学会（American Society for Gastrointestinal Endoscopy，ASGE）关于胰腺积液的诊疗指南，若患者出现症状，假性囊肿迅速增大，或感染性假性囊肿经内科治疗无改善并引起全身疾病，应行引流治疗。引流方法包括内镜下穿刺引流或手术治疗（外科引流技术）。2018年的一项多中心研究显示，内镜下引流与手术治疗两者的风险比和死亡率之间无明显差异，而内镜下引流胰瘘的发生率更低且住院时间更短。另一项长期随访研究显示，内镜下穿刺引流的患者远期并发症较手术治疗患者没有明显增加。因此，目前认为患者满足EUS引导穿刺引流的适应证，应首选由经验丰富的内镜医生对胰腺包裹性坏死行内镜下穿刺引流。

2. 金属支架和塑料支架的选择 目前双猪尾塑料支架（double pigtail plastic stent，DPPS）和大口径金属腔道连接支架（lumen-apposing metal stent，LAMS）越来越多地用于胰腺积液的管理。LAMS在操作上面具有一定优势，这是因为LAMS的递送系统带有一条可电凝的导管，能够在EUS引导下使用同一套管进行经导丝或无导丝热穿刺和支架递送。Yang等的一项回顾性多中心研究首先发现，在205例胰腺假性囊肿患者中（80例接受LAMS，125例接受DPPS），LAMS和DPPS两者的技术成功率相似，但LAMS的临床成功率显著高于DPPS（96.3% *vs.* 87.2%，*P*=0.03），而并发症发生率显著低于DPPS（7.5% *vs.* 17.6%，*P*=0.04）。最近的荟萃分析也证实，LAMS是治疗胰腺假性囊肿的一种安全、可行和有效的方式，并且临床成功率更高，手术时间更短，对经皮干预的需要更少，总体并发症发生率更低。但也有文献指出DPPS的出血发生率较LAMS低，在一项包含313例包裹性胰腺坏死患者的研究中，DPPS的出血发生率为2%，而LAMS的出血发生率为7%，出血率最低的支架是全覆膜自膨式金属支架（fully covered self-expandable metallic stent，FCSEMS）。总而言之，金属支架具有一定的操作和成功率优势，但这种优势是否能够弥补它的潜在风险还不得而知。

3. EUS引导穿刺引流 患者在全麻下行EUS引导胰腺包裹性坏死穿刺引流+支架置入术（图29-4），手术顺利，患者无腹痛等特殊不适，手术总时长约10分钟。引流液淀粉酶：总淀粉酶39 440U/L、胰淀粉酶30 040U/L；引流液肿瘤标志物：CA19-9

233.98U/ml，余正常；实验室检查复查CRP 8.49mg/L，术后3周全腹增强CT示胰腺体尾部病灶较前明显缩小，脾静脉受累较前稍改善，继发左侧门静脉高压大致同前（图29-5）。胃镜显示患者的左侧门静脉高压导致的胃底静脉曲张较前改善（图29-6）。

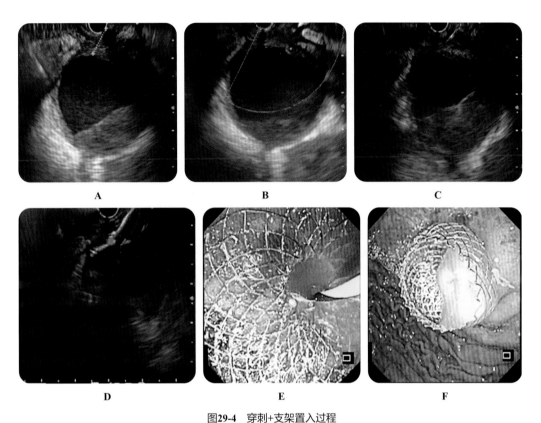

图29-4　穿刺+支架置入过程

注：A.测量距离；B.假性囊肿；C.19G穿刺针穿刺；D.应用AXIOS支架引流；E.释放AXIOS支架；F.囊液流出。

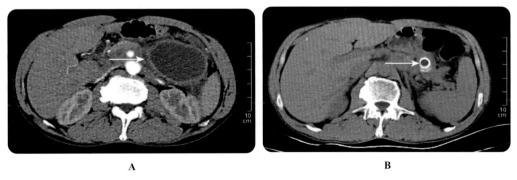

图29-5　术前（A）术后（B）CT对比

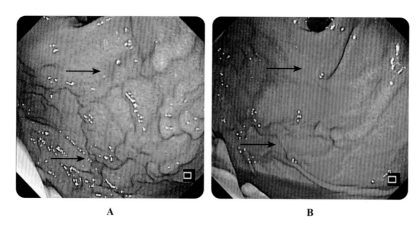

图29-6　穿刺引流前（A）与后（B）的胃镜对比

四、诊疗启迪

EUS引导胰腺包裹性坏死金属支架引流相对外科手术是有效、安全的微创方法。与传统支架相比，AXIOS支架可以缩短手术时间，减少手术并发症，提高成功率，且引流更充分，但需警惕出血风险。

对于合并左侧门静脉高压需要进行引流的患者，其术中及术后出血风险较大，在引流前需仔细评估CT及EUS下表现，如脓腔内主要以液体成分为主且穿刺路径周边血管较多或腔内有较粗血管，可考虑多根塑料支架引流；如脓腔内以坏死物为主且穿刺路径无明显血管或腔内无较粗血管，可考虑行金属支架引流，特别是术后需行内镜下清创治疗的患者，优先选用AXIOS支架引流。对于应用金属支架引流的患者，术后需要定期监测患者症状及包裹性坏死缩小情况，必要时需联合内镜下坏死物清创术，尽可能在8周内将支架拔除，以避免出血风险。支架置入术后患者以营养液为主，配合流质饮食，既能保证患者充分营养，又能避免食物阻塞支架，引流不畅导致感染加重。

（田　力　撰写　张筱茵　审校）

参考文献

[1] VAN BRUNSCHOT S, VAN GRINSVEN J, VAN SANTVOORT H C, et al. Endoscopic or surgical step-up approach for infected necrotising pancreatitis: a multicentre randomised trial[J]. Lancet, 2018, 391(10115): 51-58.

[2] HOLLEMANS R A, BAKKER O J, BOERMEESTER M A, et al. Superiority of Step-up Approach vs Open Necrosectomy in Long-term Follow-up of Patients With Necrotizing Pancreatitis[J]. Gastroenterology, 2019, 156(4): 1016-1026.

[3] YANG J, CHEN Y I, FRIEDLAND S, et al. Lumen-apposing stents versus plastic stents in the management of pancreatic pseudocysts: a large, comparative, international, multicenter study[J]. Endoscopy, 2019, 51(11): 1035-1043.

[4] TAN S, ZHONG C, REN Y, et al. Are Lumen-Apposing Metal Stents More Effective Than Plastic Stents for the Management of Pancreatic Fluid Collections: An Updated Systematic Review and Meta-analysis[J]. Gastroenterol Res Pract, 2020, 2020: 4952721.

[5] SIDDIQUI A A, KOWALSKI T E, LOREN D E, et al. Fully covered self-expanding metal stents versus lumen-apposing fully covered self-expanding metal stent versus plastic stents for endoscopic drainage of pancreatic walled-off necrosis: clinical outcomes and success[J]. Gastrointest Endosc, 2017, 85(4): 758-765.

病例 30

EUS引导胆囊穿刺引流治疗急性胆囊炎

一、病史简介

患者，男性，77岁，因"反复胸痛5年，再发伴腹痛2周"入院。

现病史：患者5年前无明显诱因下出现胸痛，伴心悸、头晕，曾在当地医院检查提示心动过缓，心率最慢40次/分，建议安装起搏器，患者拒绝，给予药物治疗（具体不详），后症状反复发作。30天前再次发作胸痛，疼痛位于胸骨后，呈持续性，伴大汗、恶心，至医院检查途中突发晕厥，持续约15分钟后清醒，当地医院诊断为"急性心肌梗死"，给予阿司匹林、瑞舒伐他汀等治疗，患者胸痛缓解。2周前患者出现腹痛，查体示Murphy征阳性，至当地医院查血常规提示白细胞计数及中性粒细胞百分比升高，肝功能提示肝酶及胆系酶升高，查腹部超声诊断为"急性胆囊炎、胆囊结石"（图30-1），心电图提示Ⅲ度房室传导阻滞，在当地医院使用亚胺培南西司他丁钠抗感染治疗2周效果不佳，腹痛症状、体征及感染指标仍无明显好转，为求进一步诊治转入我院。复查心电图提示Ⅲ度房室传导阻滞，V_4-V_6导联T波深倒置；腹部CT提示急性胆囊炎，胆囊结石。

个人史：吸烟、饮酒史20余年。

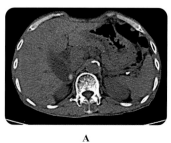 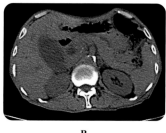 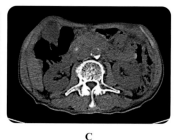

A   B   C

图30-1　腹部CT平扫

注：A、B.胆囊肿大，胆囊壁水肿，胆囊结石，胆总管中上段扩张；C.胆总管下段高密度结石影，近端胆总管扩张。

入院诊断：胆囊结石伴急性胆囊炎，胆总管结石，冠心病（急性心肌梗死恢复期，Ⅲ度房室传导阻滞）。

二、治疗分析

患者急性心肌梗死恢复期、冠心病、Ⅲ度房室传导阻滞诊断明确，心内科为患者实施了冠状动脉造影术，术中造影显示前降支中远段弥漫性病变，最重处狭窄80%，右冠状动脉中段弥漫性病变，狭窄70%~80%。因患者急性胆囊炎控制不佳，亟须手术解决，心内科建议患者暂缓冠脉支架置入术，为保障手术安全，心内科先为患者实施经静脉临时起搏器置入术。

我院多学科会诊考虑到患者急性心肌梗死恢复期，全麻及外科手术风险极高，因此为患者制订并实施个体化的微创治疗方案：静脉麻醉下行ERCP+胆总管取石+内镜经十二指肠乳头胆囊引流术（endoscopic transpapillary gallbladder drainage，ETG-BD）或EUS引导胆囊穿刺引流术（EUS-guided gallbladder drainage，EUS-GBD）。如图30-2所示，首先在丙泊酚静脉麻醉下为患者实施ERCP+胆总管取石术。术中于十二指肠内侧找见主乳头，乳头上方有一处憩室，黄斑马导丝引导下插入弓状刀并注入造影剂，可见胆总管显影；造影示胆总管扩张，直径约为1.4cm，内见充盈缺损，大小约为1.2cm×1.0cm，可移动；插入拉式切开刀，通以90W切割、凝固电流，切开乳头口直

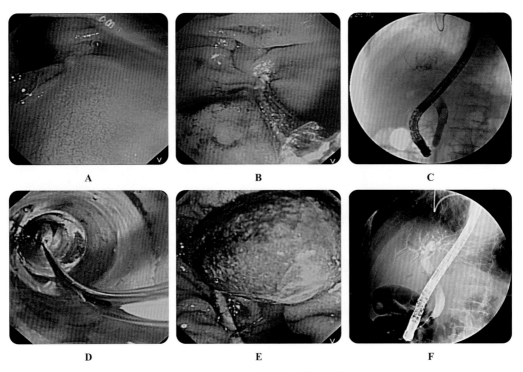

图30-2　ERCP+胆总管取石操作过程

注：A.于十二指肠内侧找见主乳头，乳头上方有一处憩室。B.注入造影剂后，胆总管显影；造影示胆总管扩张，直径约1.4cm，内见充盈缺损，大小约1.2cm×1.0cm，可移动。C.在导丝引导下，插入柱状成形球囊。D.使用成形气囊导管，将乳头口扩张至1.1cm。E.使用取石气囊取出结石1枚。F.取石后造影，充盈缺损影消失。

径约0.8cm，创面无渗血；在导丝引导下，插入柱状成形球囊，扩张全直径约1.1cm，以取石球囊取出结石1枚；取石后造影，充盈缺损消失，胆囊未见显影；先后使用弓状刀和取石球囊辅助"J"形导丝超选胆囊管，未能成功。

如图30-3和视频30-1所示，成功取出胆总管结石，并尝试ETG-BD失败后，本中心在静脉麻醉条件下为患者实施了EUS-GBD术。术中使用OLYMPUS线阵超声内镜扫查，可见胆囊明显增大，胆囊腔内可见结石影；选用19G穿刺针于十二指肠球部选择合适位置，穿刺胆囊，抽出胆汁样液体，注入造影剂后可见胆囊在X线下显影；通过穿刺针内腔置

视频30-1

入黄斑马导丝，循导丝置入16mm×20mm金属腔道连接支架（又称双蘑菇头覆膜金属支架），通电烧灼穿刺道进入胆囊，X线监视下释放支架，支架释放后可见大量胆汁溢出；透视见支架在位良好。

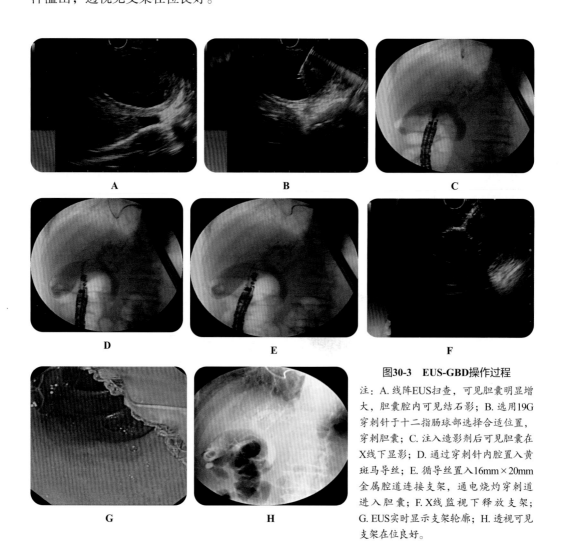

图30-3　EUS-GBD操作过程

注：A. 线阵EUS扫查，可见胆囊明显增大，胆囊腔内可见结石影；B. 选用19G穿刺针于十二指肠球部选择合适位置，穿刺胆囊；C. 注入造影剂后可见胆囊在X线下显影；D. 通过穿刺针内腔置入黄斑马导丝；E. 循导丝置入16mm×20mm金属腔道连接支架，通电烧灼穿刺道进入胆囊；F. X线监视下释放支架；G. EUS实时显示支架轮廓；H. 透视可见支架在位良好。

　　患者术后腹痛症状显著改善，复查感染指标较前好转。因金属支架需要在短期内拔除，且术前CT提示胆囊存在结石，患者于术后第5天进行内镜下支架拔除及胆囊探查术，术中使用内镜通过EUS-GBD形成的十二指肠–胆囊吻合口，进入胆囊腔内进行探查。如图30-4及视频30-2所示，内镜进入十二指肠球部，可见后壁支架在位，使用二爪钳钳住支架近端，将支架随内镜取出。再次进镜，经过十二指肠–胆囊吻合口进入胆囊，可见胆囊黏膜充血、水肿、粗糙，胆囊底部黏膜脓性分泌物附着，胆囊颈部囊腔内可见一枚结石存留，大小约为1.0cm×0.8cm，术中使用网篮将结石顺利取出。

视频30-2

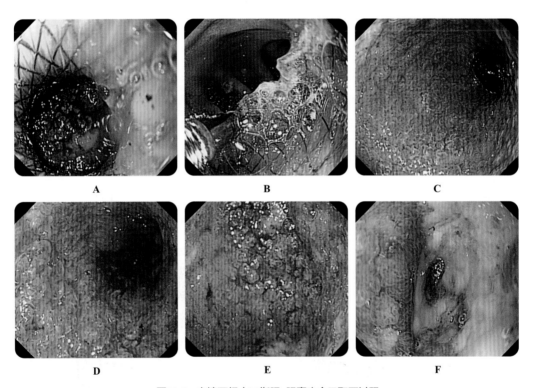

图30-4　内镜下经十二指肠–胆囊吻合口取石过程

注：A. 内镜进入十二指肠球部，可见后壁支架在位；B. 使用二爪钳钳住支架近端，将支架随内镜取出；C. 胆囊腔内可见一枚结石残留，大小约为1.0cm×0.8cm，使用网篮将结石顺利取出；D. 胆囊颈管开口通畅；E. 胆囊体部黏膜充血、粗糙、水肿；F. 胆囊底部黏膜充血、水肿，并可见脓性分泌物附着。

三、操作分析

　　EUS-GBD的主要适应证：保守治疗无效且无外科手术条件的急性胆囊炎。EUS-GBD的主要禁忌证：①严重心、肺功能障碍无法耐受静脉麻醉。②严重凝血功能障碍。③消化道改道术后，EUS无法探及胆囊。

笔者体会操作中有以下注意事项和技巧：①穿刺点的选择。超声内镜探头既要紧邻胆囊，又要保持镜身稳定。通常穿刺点选择胃窦部或十二指肠球部，但不宜距离幽门太近，以免支架释放后造成幽门梗阻。由于胃窦支架更容易造成胆囊的食物潴留和胆系感染，目前优先推荐选择十二指肠作为穿刺部位。②穿刺路径应避开血管，通过回抽胆汁和注入造影剂双重确认胆囊穿刺成功。③"导丝就是生命线"。内镜医生和助手需要熟练掌握配件交换技术，尽可能减少操作步骤和操作时间，避免胆汁漏入腹腔引起胆汁性腹膜炎。④置入支架时尽可能在白光、超声和X线共同监视下进行，确保操作过程安全。⑤释放金属腔道连接支架时，先在X线监视下释放远端蘑菇头，拉近支架使其靠近胃/十二指肠壁，再于白光直视下缓慢释放近端蘑菇头，避免支架在释放过程中移位。

四、转归与随访

患者术后无腹痛、发热等不适，病情平稳。术后第2天可进流质饮食。患者内镜下胆囊取石后无特殊不适，炎症控制，住院期间顺利进行了冠状动脉支架置入+起搏器植入术。患者出院后随访至今，无腹痛、发热等急性胆囊炎发作症状。

五、文献复习

急性胆囊炎是临床常见病，多数由胆囊结石引起，胆囊切除术是目前指南推荐的治疗手段。对于高龄、有严重心肺合并症、恶性肿瘤晚期及重症胆囊炎等高危患者，胆囊切除术具有较高的并发症发生率和死亡率，紧急胆囊引流可作为一种手术治疗前的过渡治疗或最终保守治疗。经皮经肝胆囊穿刺置管引流术（percutaneoustranshepatic gallbladder drainage，PTGBD）是临床常规选择的应急治疗方案，但PTGBD严重影响患者生活质量，大量腹水、凝血功能障碍及肝恶性肿瘤者为操作禁忌。随着技术的进步，ERCP途径胆囊引流术或者PTGBD是另一种常用的补救治疗方法，但操作难度大、成功率低，并且有诱发胰腺炎、出血及胆囊穿孔等风险。近年来，EUS-GBD为内镜下处理手术高危急性胆囊炎提供了新的方向。多中心回顾性及前瞻性研究均显示，EUS-GBD可以达到与PTGBD相似的技术成功率和临床成功率，且住院时间更短、疼痛评分更低、并发症发生率和再干预率更低。自2007年Baron等首次采用EUS-GBD成功治愈无手术条件的急性胆囊炎患者以来，该技术的临床应用已逐步趋于成熟，国内多家医院在这方面也积累了丰富经验。由于该技术是在EUS实时引导下进行，具有较高的准确性和安全性，文献报道显示EUS-GBD总的技术成功率、临床成功率超过95%，并发症发生率约为13%。

　　EUS-GBD采用的引流支架主要包括塑料支架、覆膜金属支架和金属腔道连接支架（LAMS），三者的操作成功率分别为100%、98.6%和91.5%。关于EUS-GBD支架拔除的最佳时机目前尚无定论，欧洲胃肠道内镜学会（European Society of Gastrointestinal Endoscopy，ESGE）指南推荐1~2周内拔除支架，虽然也有观点认为可将支架拔除时机推迟至4周。如果以控制急性胆囊炎为目的，EUS-GBD的支架不宜过早拔除，以免窦道不成熟、增加胆汁渗漏的风险；但金属支架的长期留置容易导致支架被肉芽组织包埋或者支架移位，对于需要长期跨壁引流者可将LAMS更换为双猪尾塑料支架。如果EUS-GBD只是为取石等操作建立通道，金属支架的放置时长不宜超过2周。LAMS建立了消化道与胆囊之间的"桥梁"，更方便内镜的通过，可进行胆囊黏膜探查、取石、息肉摘除等操作。LAMS由于具有抗移位、有效封堵瘘口旁间隙、方便内镜下取石等优势，同时，前端可通电LAMS推送系统可减少操作步骤、缩短操作时间和增加手术安全性，具有广阔的应用前景。新器械的引入使EUS介入治疗成为内镜领域的"潜力股"，不断"开疆拓土"。相信随着研究深入、配件改进、病例积累，以EUS-GBD为代表的引流技术将更好地服务临床，使患者真正受益。

（张　松　撰写　王　晟　吴　晰　审校）

参考文献

[1] 中华医学会外科学分会胆道外科学组. 急性胆道系统感染的诊断和治疗指南（2011版）[J]. 中华消化外科杂志，2011，10（1）：9-13.

[2] GLENN F. Cholecystostomy in the high risk patient with biliary tract disease[J]. Ann Surg, 1977, 185(2): 185-191.

[3] KEDIA P, SHARAIHA R Z, KUMTA N A, et al. Endoscopic gallbladder drainage compared with percutaneous drainage[J]. Gastrointest Endosc, 2015, 82(6): 1031-1036.

[4] ITOI T, SOFUNI A, HOKAWA F, et al. Endoscopic transpapillary gallbladder drainage in patients with acute cholecystitis in whom percutaneous transhepatic approach is contraindicated or anatomically impossible(with video)[J]. Gastrointest Endosc, 2008, 68(3): 455-460.

[5] IRANI S, NGAMRUENGPHONG S, TEOH A, et al. Similar Efficacies of Endoscopic Ultrasound Gallbladder Drainage with a Lumen-Apposing Metal Stent vs Percutaneous Transhepatic Gallbladder Drainage for Acute Cholecystitis[J]. Clin Gastroenterol Hepatol, 2017, 15(5): 738-745.

[6] JANG J W, LEE S S, SONG T J, et al. Endoscopic ultrasound-guided transmural and percutaneous transhepatic gallbladder drainage are comparable for acute choleeystitis[J]. Gastroenterology, 2012, 142(4): 805-811.

[7] BARON T H, TOPAZIAN M D. Endoscopic transduodenal drainage of the gallbladder: implications for endoluminal treatment of gallbladder disease[J]. Gastrointest Endosc, 2007, 65(4): 735-737.

[8] WANG W, SHI X, JIN Z, et al. Endoscopic laser lithotripsy and lithotomy through the lumen-apposing metal stent for a giant gallstone after EUS gallbladder drainage[J]. Video GIE, 2017, 2(5): 112-115.

[9] 陆磊，杨建锋，张筱凤. 内镜超声引导下胆囊穿刺引流术治疗高危急性胆囊炎的初步应用 [J]. 中华消化内镜杂志，2017，34（5）：361-363.

[10] ANDERLONI A, BUDA A, VIECELI F, et al. Endoscopic uhrasound-guided transmural stenting for gallbladder drainage in high-risk patients with acute cholecystitis: a system review and pooled analysis[J]. Surg Endosc, 2016, 48(12): 5200-5208.

[11] KAMATA K, TAKENAKA M, KITANO M, et al. Endoscopic ultrasoundguided gallbladder drainage for acute cholecystitis: Longterm outcomes after removal of a selfexpandable metal stent[J]. World J Gastroenterol, 2017, 23: 661-667.

[12] MOHAN B P, ASOKKUMAR R, SHAKHATREH M, et al. Adverse events with lumenapposing metal stents in endoscopic gallbladder drainage: A systematic review and metaanalysis[J]. Endosc Ultrasound, 2019, 8(4): 241-248.

[13] PEREZMIRANDA M. Technical considerations in EUSguided gallbladder drainage[J]. Endosc Ultrasound, 2018, 7(2): 79-82.

[14] KAMATA K, TAKENAKA M, KITANO M, et al. Endoscopic ultrasoundguided gallbladder drainage for acute cholecystitis: Longterm outcomes after removal of a selfexpandable metal stent[J]. World J Gastroenterol, 2017, 23(4): 661-667.

[15] CHAN S M, TEOH A Y, YIP H C, et al. Feasibility of peroral cholecystoscopy and advanced gallbladder interventions after EUSguided gallbladder stenting (with video)[J]. Gastrointest Endosc, 2017, 85(6): 1225-1232.

[16] GE N, SUN S, SUN S, et al. Endoscopic ultrasoundassisted transmural cholecystoduodenostomy or cholecystogastrostomy as a bridge for peroral cholecystoscopy therapy using doubleflanged fully covered metal stent[J]. BMC Gastroenterol, 2016, 16: 9.

[17] SHEN Y, CAO J, ZHOU X, et al. Endoscopic ultrasound-guided cholecystostomy for resection of gallbladder polyps with lumen-apposing metal stent[J]. Medicine (Baltimore), 2020, 99(43): e22903.

[18] LEUNG KI EL, NAPOLEON B. EUSspecific stents: Available designs and probable lacunae[J]. Endosc Ultrasound, 2019, 8(Suppl 1): S17-S27.

[19] ZHANG K, SUN S, GUO J, et al. Retrievable puncture anchor traction method for EUSguided gallbladder drainage: A porcine study[J]. Gastrointest Endosc, 2018, 88(6): 957963.

[20] van WANROOIJ RLJ, BRONSWIJK M, KUNDA R, et al. Therapeutic endoscopic ultrasound: European Society of Gastrointestinal Endoscopy (ESGE) Technical Review[J]. Endoscopy, 2022, 54(3): 310-332.

一、病史简介

患者，女性，61岁，因"确诊胰腺癌2年余，发热、呕吐1天"入院。

现病史：2020年3月，患者因腹部CT及PET-CT提示胰腺体部实性占位伴右锁骨上淋巴结转移可能，行EUS-FNA，病理学检查符合胰腺癌，开始接受白蛋白紫杉醇联合替吉奥方案化疗+放疗。2021年6月，患者开始出现间断恶心、呕吐，逐渐加重。2022年1月，上消化道造影见胃腔扩张伴胃液潴留和液平；胃镜见胃内大量食物及胆汁潴留，十二指肠降部肠腔狭窄，遂行胃镜下十二指肠金属支架置入术（2cm×10cm，Bona），术后呕吐缓解，但术后3天开始出现皮肤巩膜黄染，伴发热、畏寒，T_{max} 40℃，查血常规：WBC 4.72×10^9/L，NEUT% 81.9%，肝功能：TBil 240.1μmol/L，DBil 187.4μmol/L，hs-CRP 78.80mg/L，Alb 24g/L；腹部超声：肝内外胆管扩张，胆总管直径为1.5cm，考虑急性梗阻性胆管炎，予禁食水、补液、抑酸、抗生素治疗，并尝试行ERCP，十二指肠降部黏膜明显肿胀，反复观察未见明确乳头结构，遂改行EUS引导下胆管引流术（EUS-BD），术中观察十二指肠可见曲张静脉，胆总管中下段扩张，约15.8mm，用19G Boston Scientific穿刺针经十二指肠球部穿刺入胆总管下段，回抽胆汁后置入导丝，用10Fr囊肿切开刀扩张通路，可见胆汁涌出，造影确认导丝位置后，置入6cm金属覆膜胆管支架，位置满意。此后患者体温及胆红素逐渐恢复正常。继续放、化疗。2022年7月，患者开始出现间断恶心、呕吐，7月18日自行呕出支架样物质一枚，伴发热，T_{max} 39℃，巩膜轻度黄染，无明显腹痛，遂至我院就诊急诊，查血压76/56mmHg，心率120次/分，呼吸18次/分，SpO_2 100%，予补液、抗生素治疗后收入病房。

既往史：2018年9月至2019年1月，因左肺下叶腺癌（$pT_{1b}N_2M_0$，Ⅲa期，PTEN E5突变）行左肺下叶切除术+4程辅助化疗（阿霉素+环磷酰胺），近期评估病情稳定。

个人史、婚育史、家族史：无特殊。

体格检查：体温38.7℃，血压96/66mmHg，心率92次/分，呼吸16次/分，SpO_2 100%。神志清楚，体形消瘦，巩膜轻度黄染。腹部略显膨隆，中上腹轻度压痛，无反跳痛、肌紧张，Murphy征（－）。

实验室检查：血常规WBC 7.8×10^9/L，NEUT% 83.1%，HGB 87g/L，PLT 90×10^9/L；血生化示Alb 34g/L，ALT 38U/L，TBil 55.6μmol/L，DBil 32.4μmol/L；降钙素原3.60ng/ml；动脉血气7.54/21/117/17.6/Lac 4.7。

影像学检查：腹部CT提示胃腔积液扩张较前明显加重，而胰腺占位、肝内外胆管扩张、少量腹水较前变化不大。

二、影像解析

2022年1月EUS-BD：手术计划拟先尝试ERCP放置支架解除胆管梗阻，但十二指肠镜进镜至降部，见十二指肠金属支架在位，观察局部肠壁肿胀充血明显，伴接触出血，未能发现明确乳头样结构（图31-1）。

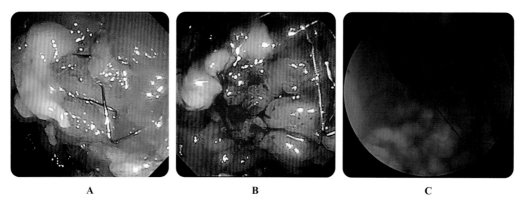

图31-1 ERCP放置支架术中十二指肠镜及X线所见

注：A. 十二指肠镜下可见十二指肠降部金属支架在位，肠壁肿胀充血，伴接触出血；B. 反复寻找未能发现明确乳头样结构；C. X线下调整十二指肠镜镜身位置，仍然无法找到明确乳头样结构。

遂启动备用计划，改行EUS-BD。应用纵轴EUS进镜，观察胆总管中下段扩张约15.8mm（图31-2A），用19G Boston Scientific穿刺针经十二指肠球部穿刺入胆总管下段（图31-2B），回抽胆汁后置入导丝，在X线和EUS进行确认和调整导丝位置后（图31-2C），用10Fr囊肿切开刀扩张通路（图31-2D），可见胆汁涌出，并有局部出血，造影确认导丝位置后（图31-2E），置入6cm覆膜金属胆管支架（图31-2F），位置满意。

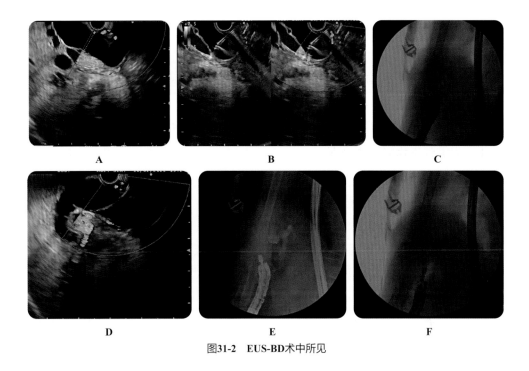

图31-2　EUS-BD术中所见

2022年7月患者呕出支架，正是2022年1月放置的覆膜金属胆管支架（图31-3A）。急查腹部CT可见胆管支架消失，肝内外胆管及胆总管多发扩张、积气，大致同前，未见腹腔游离气体等局部穿孔、渗出表现，十二指肠支架在位，胃、十二指肠扩张较前加重（图31-3B）。考虑十二指肠梗阻加重、逆行胆道系统感染，遂在X线引导下放置十二指肠支架，术中造影见支架内堵塞狭窄，跨越支架内狭窄段留置新的金属支架（图31-3C）。

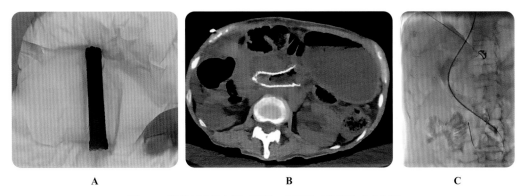

图31-3　患者呕出的支架、腹部CT及再次支架置入术中所见

注：A.患者呕出覆膜金属胆管支架；B.腹部CT可见胆管支架消失，未见腹腔游离气体等局部穿孔、渗出表现，胃、十二指肠扩张较前加重；C.在X线引导下再次放置十二指肠支架，术中造影见支架内堵塞狭窄，跨越支架内狭窄段留置新的金属支架。

三、操作分析

这是一位晚期胰腺癌的患者，病程中出现十二指肠梗阻，放置肠道金属支架，随后又出现梗阻性黄疸，尝试ERCP失败，符合EUS-BD指征，无相关禁忌，遂行EUS引导胆管–十二指肠吻合术（EUS-CDS），成功放置胆管支架，胆道梗阻解除。

此后患者病情稳定，规律化疗，直到半年后开始出现恶心、呕吐，呕吐出EUS-CDS放置的胆管支架，并出现发热、血压下降。此时WBC较基线（患者长期化疗，WBC较低）升高，以中性粒细胞增多为主，胆红素水平升高，考虑胆道系统感染、感染性休克可能大。诊断方面需要考虑胆管支架移位继发穿孔、逆行胆道系统感染等可能。患者胆管支架放置时间长、急查CT未见穿孔征象，可除外支架移位继发穿孔，同时CT发现十二指肠梗阻较前加重，支持十二指肠梗阻引起反复恶心、呕吐，继发逆行胆道系统感染的诊断。遂再次置入十二指肠支架解除十二指肠支架内梗阻，并予禁食禁水、液体复苏、抗生素等治疗，患者症状缓解，病情稳定后顺利离院。

四、转归与随访

患者出院后1个月、3个月复诊，均无明显不适，已恢复至少渣饮食，复查胆红素正常。患者目前仍在规律化疗中，对自己的生活质量尚满意。

五、经验分享

胰腺恶性肿瘤、胆管癌、淋巴瘤等可引起胆道系统梗阻，而随着EUS技术的不断发展，对于恶性胆道系统梗阻，特别是ERCP失败的恶性胆道系统梗阻，可以选择EUS引导胆管引流（EUS-BD），包括EUS引导胆道会师术（EUS-RV），EUS引导胆总管–十二指肠吻合术（EUS-CDS）和肝–胃吻合术（EUS-HGS），以及EUS引导经乳头或吻合口顺行引流术（EUS-AG）。现有研究提示EUS-RV的技术成功率约为84%，而EUS-CDS和EUS-HGS的技术成功率约为95%、临床有效率约为87%，EUS-AG的技术成功率和临床成功率分别为86%~95%和71%~95%。此外，研究也发现相比PTBD，EUS-BD在远端恶性胆道系统梗阻患者中拥有更高的临床成功率和更低的并发症发生率。目前ESGE推荐对于ERCP失败的远端恶性胆管梗阻患者，EUS-BD优于PTBD，且在经验丰富的临床中心，无手术机会的远端恶性胆管梗阻患者也可直接选择EUS-BD。

　　EUS-BD的早期并发症包括穿刺相关血管损伤、胆瘘、胆道系统感染等。此外，手术期间或术后支架移位可导致穿孔及胆瘘等。需要注意的是，大量腹水会增加EUS-BD的并发症风险，因此，对于合并大量腹水的患者，最好在术前进行充分的腹水引流。EUS-BD最常见的长期并发症为支架堵塞及迟发性支架移位。

　　其中，EUS-BD迟发支架移位的中位时间为3～4个月，通常会导致梗阻再发，需要二次治疗（stent-in-stent）、支架更换或改为其他引流方式，支架移位也可能引起穿孔等并发症。本例患者EUS-BD术后6个月发生支架移位，此时胆总管−十二指肠瘘已完全形成且功能正常，无须进一步处理。患者在改善十二指肠梗阻后症状缓解，未再出现黄疸也进一步印证了这一点。这个病例也令我们思考，对于恶性胆道梗阻的患者，是否也可能在瘘形成足够时间后尝试拔除EUS-BD支架，从而降低支架移位及其相关并发症的风险，但具体的时间窗尚有待验证。随着肿瘤治疗不断进展，恶性胆道梗阻患者的预期生存期也在逐步延长，EUS-BD患者的长期管理和随访方案有待更新，内镜医生也应做好准备应对这些挑战。

　　另外，在支架选择方面，本例患者采用的是自膨式金属支架（self-expandable metal stent，SEMS）。近年来有研究提示EUS-CDS也可采用金属腔道连接支架（LAMS），其操作较传统的SEMS更为简单。关于SEMS和LAMS支架的选择，现有的研究提示两者的技术成功率、并发症发生率、长期生存率等无明显差异，期待后续更多的研究评价两者在临床应用中的情况。

（施　文　撰写　王　强　郭　涛　审校）

参考文献

[1] JUDITH E B, ARTHUR J K, PAYAL S. EUS-guided biliary drainage: A comprehensive review of the literature[J]. Endosc Ultrasound, 2018, 7(1): 4-9.

[2] BANREET S D, HARMEET S M, AMANINDER D, et al. EUS-guided biliary drainage: A systematic review and meta-analysis[J]. Endosc Ultrasound, 2020, 9(2): 101-108.

[3] YOUSUKE N, HIROYUKI I, HIROSHI K, et al. Prospective multicenter study of primary EUS-guided choledochoduodenostomy using a covered metal stent[J]. Endosc Ultrasound, 2019, 8(2): 111-117.

[4] DO HYUN P, JI WOONG J, SANG SOO L, et al. EUS-guided biliary drainage with transluminal stenting after failed ERCP: predictors of adverse events and long-term results[J]. GIE, 2011, 74(6): 1276-1284.

[5] TAE HYEON K, SEONG HUN K, HYO JEONG O, et al. Endoscopic ultrasound-guided biliary drainage with placement of a fully covered metal stent for malignant biliary obstruction[J]. WJG,

2012, 18(20): 2526-2532.

[6] SCHALK W V, ROY L J V, MICHIEL B, et al.Therapeutic endoscopic ultrasound: European Society of Gastrointestinal Endoscopy (ESGE) Guideline[J]. Endoscopy, 2022, 54(2): 185-205.

[7] PAIK WH, LEE TH, PARK DH, et al. EUS-Guided Biliary Drainage Versus ERCP for the Primary Palliation of Malignant Biliary Obstruction: A Multicenter Randomized Clinical Trial[J]. AJG, 2018, 113(7): 987-997.

[8] MARINA DE B S, NÁJERA-MUÑOZI R, CARLOS DE LA SERNA-HIGUERAI, et al. Lumen apposing metal stents versus tubular self-expandable metal stents for endoscopic ultrasound-guided choledochoduodenostomy in malignant biliary obstruction[J]. Surgical Endoscopy, 2021, 35(12): 6754-6762.

病例 32

EUS引导聚桂醇治疗难治性胃癌出血

一、病史简介

患者，男性，71岁，因"间断黑便4月余"入院。

现病史：患者4月余前无明显诱因出现间断黑便，不伴呕血、腹痛、乏力、纳差等不适，在当地医院行胃镜检查提示残胃-吻合口溃疡，活检提示（胃吻合口）低分化腺癌，门诊遂以"残胃癌"收入我科。患者自发病以来，小便正常，大便如上所述，体力无明显减轻，体重减轻约5kg。

既往史：40年前因胃出血行胃大部切除术。

实验室检查：CA19-9 429U/ml，CEA 2.2ng/ml，AFP 202μg/L；血常规HGB 60g/L；大便隐血阳性；肝肾功能、凝血功能及其他检查未见异常。

体格检查：BMI 16.8kg/m^2，全身浅表淋巴结未触及肿大。心律齐，无杂音，双肺呼吸音清。腹平软，无压痛、反跳痛，未扪及包块。双下肢无水肿，直肠指检未及异常。

为明确消化道出血及肿瘤进展情况，入院后进一步完善相关检查，胃镜提示：毕Ⅱ式胃大部切除术后胃，残胃吻合口旁可见隆起型新生物，表面溃烂，少许血管裸露，Forrest Ⅱa级（图32-1）。结肠镜未见明显异常。腹部增强CT提示胃肠吻合术后，残胃及胃肠吻合口增厚，增强扫描强化欠均匀；肝S5段见一约2cm边界欠清晰低密度影，扫描轻度环形强化，转移瘤可能（图32-2）。

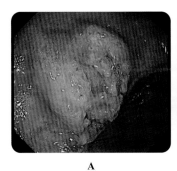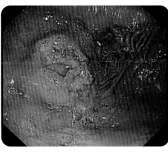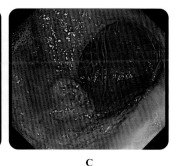

A	B	C

图32-1　胃镜

注：提示Forrest Ⅱa级新生物；毕Ⅱ式胃大部切除术后胃。

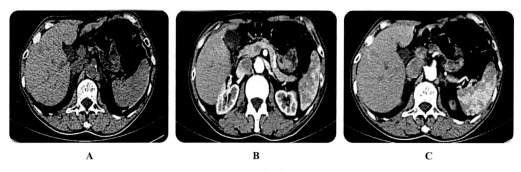

图32-2　腹部增强CT

注：残胃及胃肠吻合口增厚，肝S5段转移瘤可能。

　　为进一步明确肿瘤是否存在转移，患者在体外B超引导下行肝右叶穿刺活检术，术后病理结果提示：（肝右叶穿刺活检组织）低分化腺癌，结合免疫组化及临床病史，胃来源（图32-3）。至此，患者诊断明确：①上消化道出血，残胃癌出血Forrest Ⅱa级。②残胃癌并肝转移。③毕Ⅱ式胃大部切除术后胃。

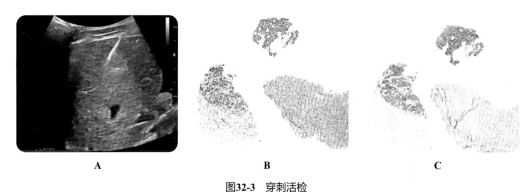

图32-3　穿刺活检

注：A. 胃癌肝转移；B. HE×40；C. 免疫组化Villin（＋）。

　　给予患者禁食、PPI、生长抑素、静脉营养等对症支持治疗后，患者出血停止，血红蛋白逐渐上升恢复到71g/L，正常流质饮食后出院。

　　不幸的是，患者出院10天后，再次因呕血120ml入院。查血常规HGB 65g/L，家属要求行内科保守治疗。

　　20天后又一次出现呕血、黑便。呕鲜血，量约200ml，油样便，乏力，无腹痛、腹胀等不适，在急诊科给予抑酸、止血等治疗后收入我科。辅助检查：血常规HGB 48g/L，大便隐血阳性，肝肾功能、凝血功能未见异常。

二、诊疗分析

急性非静脉曲张性上消化道出血（acute non-variceal upper gastrointestinal bleeding，ANVUGIB）是指屈氏韧带以上消化道非静脉曲张性疾病引起的出血，也包括胰管或胆管的出血和胃–空肠吻合术后吻合口附近疾病引起的出血。其中肿瘤性出血占13%。

内镜下止血效果迅速、疗效确切。对于急性非静脉曲张性上消化道出血诊治策略，指南推荐对Forrest分级Ⅰa～Ⅱb的出血病变行内镜下止血治疗。该患者首次出血24小时内行急诊内镜暂未发现活动性出血。但第三次患者出血量对比前两次明显增多（图32-4），出现呕鲜血，血红蛋白进行性下降，对于明显活动性出血，且内科保守治疗无效的患者，血流动力学复苏后指南建议尽早内镜下干预。

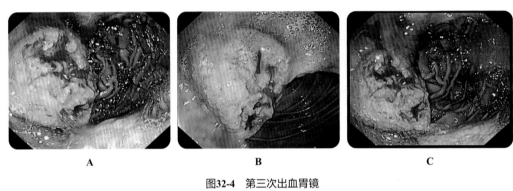

| A | B | C |

图32-4　第三次出血胃镜
注：出血量对比前期明显增多。

而对于胃癌出血内镜治疗策略的选择，常用的内镜止血方法包括药物局部注射、热凝止血和机械止血3种。药物注射可选用1∶10 000去甲肾上腺素盐水、高渗钠–肾上腺素溶液（hypertonic saline-epinephrine，HSE）等，其优点为简便易行；热凝止血包括高频电凝、氩等离子体凝固术（argon plasma coagulation，APC）、热探头、微波等方法，止血效果可，但需要一定的设备与技术经验；机械止血主要采用各种止血夹，尤其适用于活动性出血。新兴的内镜治疗包括超范围闭合器（over the scope clip，OTSC）、内镜缝合、凝血钳等在止血方面发挥了重要作用，然而，对于许多内镜医生来说，难治性出血仍然是一个棘手的问题。

对于难治性出血，尤其本病例是一例不可切除的胃癌反复出血患者，文献报道常规上述内镜下胃癌出血治疗，止血技术成功率虽然高达85%～100%，但是临床成功率仅为40%～65%，再出血率为30%～40%，且高出血率与不良预后密切相关。

近年来，EUS已经从单纯的诊断迅速发展到不同方向的治疗技术。它可以实时监测消化道及其周围脏器动脉和静脉血管的图像，使对异常血管进行靶向治疗成为可能。此外，多普勒EUS可检测止血前后动静脉血流，预测出血复发风险。

因此，介于常规内镜对胃癌出血的疗效差和EUS在曲张静脉中的显著止血疗效，与患者家属充分沟通后，我们对此例患者进行EUS引导聚桂醇硬化治疗。

三、操作解析

具体操作如下（视频32-1）：①识别非曲张静脉出血。使用线阵EUS探查胃癌病灶区域，所见壁内无回声区经多普勒辅助，如具有丰富血流信号即可确认为黏膜下血管。②穿刺。测量穿刺路径距离，使用双屏模式（在清晰显示穿刺针道的同时监测血流信号），使用22G穿刺针缓慢穿刺入肿瘤黏膜下血管或其血管周围，拔出针芯接负压回抽有无血液回流。③注射聚桂醇。在多普勒实时监测下，缓慢黏膜下注射聚桂醇，边注射边调整穿刺针，EUS结合多普勒以确认黏膜下血管血流信号是否减少（图32-5A、B）。④切换白光：普通内镜下观察病灶表面已无活动性出血（图32-5C）。

视频32-1

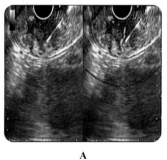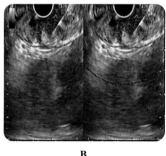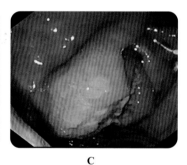

A　　　　　　　　　　B　　　　　　　　　　C

图32-5　经EUS引导聚桂醇注射治疗

经EUS引导聚桂醇注射治疗后，患者未再有活动性出血，经复查血常规HGB进行性上升后出院。

四、转归与随访

目前已随访1年半，其间未有呕血、黑便等症状。此患者目前仍在随访中。

五、诊疗启迪

1．关于EUS引导治疗NVUGIB相关研究　较少，临床疗效仍缺乏对比研究的支持，尤其是在难治性消化道出血的病例中。检索相关文献共12篇，35例患者接受EUS引导下非静脉曲张破裂出血的治疗，平均年龄62岁（范围17~94岁）。其中71.4%（25/35）患者由于常规内镜下止血失败，28.6%（10/35）由于解剖变异、血管造影困难等原因选择EUS治疗。最常见病变包括Dieulafoy病变（10例）、胰腺假性动脉瘤（9例）、胃肠道间质瘤（7例），还包括十二指肠球部溃疡（2例）、Roux-en-Y胃旁路术后顽固性边缘溃疡（1例）、胰腺肿瘤致胃十二指肠动脉出血（1例）、结肠癌十二指肠转移（1例）、肾细胞癌十二指肠转移（1例）、十二指肠腺错构瘤（1例）、胰十二指肠切除术所致胃底动脉畸形（1例）、食管癌（1例）。

2．关于穿刺针的选择　21例（58.3%）选择22G穿刺针，10例（27.8%）选择19G穿刺针，3例（8.3%）选择23G穿刺针，2例（5.6%）不明确。

3．关于栓塞剂的选择　组织胶15例（氰基丙烯酸盐黏合剂9例，联合混合碘油6例）；硬化剂9例（聚多卡醇5例，乙醇4例）；纤维蛋白胶3例（纤维蛋白胶包含两种成分：凝血因子XIII的人纤维蛋白原和凝血酶的起始液，使用前在两个单独的注射器中重组。当混合在一起时，这些药剂模仿生理性凝血级联反应的终末阶段形成凝块，从而产生一种强交联的纤维蛋白聚合物达到止血效果）；透明质酸（3例），弹簧圈5例（单独放置1例，与组织胶联合1例，联合热接触疗法1例，联合乙醇1例，联合肾上腺素注射1例）。

4．关于注射部位的选择　通常注射黏膜下血管内，聚桂醇是一种泡沫硬化剂，化学成分为聚氧乙烯月桂醇醚，通过注射到病变血管，在静脉血管里破坏血管内膜，使血管及周围组织形成无菌性炎症，促使结缔组织增生纤维化，血管闭塞，起到封闭血管管腔的作用。事实上，对于黏膜下血管并不明显但多普勒提示血流信号的血管，22G穿刺针有时难以判断针尖位置是否位于黏膜下血管内，尤其患者呼吸运动较大时。但笔者经验认为，注射在黏膜下血管内或其血管周围，同样可以起到封堵血管的作用，但这需要更多的证据支持。

5．关于总的疗效　32例（91.4%）患者得到非常好的临床效果，余下3例Dieulafoy病变治疗后再出血，其中2例EUS重复治疗成功，1例转外科行胃楔形切除术。文献报道认为EUS多普勒引导的内镜止血治疗可以显著降低因溃疡或其他病变导致的上消化道出血患者30天内再出血率和手术率。

6．对于总体并发症　无论是在手术过程中还是手术后，都无不良事件或并发症发生的报道。中位随访时间为11个月（四分位数区间6~15.5），6例患者随访超过2年。

7. EUS是治疗NVUGIB强有力的辅助工具，它可以监测病变内部血管，对靶血管进行精准定位治疗，并实时监测疗效，特别是在传统内镜治疗无效的情况下，具有良好的疗效和安全性。然而，目前关于EUS在NVUGIB中的治疗效果的文献仍然很少，数据基本来自病例报道和非常小的病例研究，病例、穿刺针、栓塞剂及其量的选择均尚无统一的标准，需要更多更大数据的前瞻性随机对照研究。

（韩超群　撰写　张筱茵　审校）

参考文献

[1] 中华内科杂志编辑委员会，中华医学杂志编辑委员会，中华消化杂志编辑委员会，等. 急性非静脉曲张性上消化道出血诊治指南（2018年，杭州）[J]. 中华内科杂志，2019，58（3）：173-180.

[2] DE ANGELIS CG, VALDIVIA P C, RIZZA S, et al. Endoscopic Ultrasound-Guided Treatments for Non-Variceal Upper GI Bleeding: A Review of the Literature[J]. J Clin Med, 2020, 9(3): 866.

[3] JENSEN D M, KOVACS TOK, OHNING G V, et al. Doppler Endoscopic Probe Monitoring of Blood Flow Improves Risk Stratification and Outcomes of Patients with Severe Nonvariceal Upper Gastrointestinal Hemorrhage[J]. Gastroenterology, 2017, 152(6): 1310-1318.

[4] KAWABATA H, HITOMI M, MOTOI S. Management of Bleeding from Unresectable Gastric Cancer[J]. Biomedicines, 2019, 7(3): 54.

[5] LANAS A, DUMONCEAU J M, HUNT R H, et al. Non-variceal upper gastrointestinal bleeding[J]. Nat Rev Dis Primers, 2018, 4: 18020.

[6] BARKUN A N, ALMADI M, KUIPERS E J, et al. Management of Nonvariceal Upper Gastrointestinal Bleeding: Guideline Recommendations From the International Consensus Group[J]. Ann Intern Med, 2019, 171(11): 805-822.

[7] SHARMA M, SOMANI P, SUNKARA T, et al. Endoscopic ultrasound-guided management of bleeding periampullary tumor[J]. Endoscopy, 2018, 50(7): E192-E193.

[8] ROMERO-CASTRO R, JIMENEZ-GARCIA V A, IRISAWA A, et al. Endoscopic ultrasound-guided angiotherapy in bleeding gastrointestinal stromal tumors with coil deployment and cyanoacrylate injection[J]. Endoscopy, 2021, 53(4): E124-E125.

[9] GUZMAN-CALDERON E, RUIZ F, CASELLAS J A, et al. Endoscopic ultrasound-guided injection of coils for the treatment of refractory post-ERCP bleeding[J]. Endoscopy, 2020, 52(8): 702-703.

[10] CHANTAROJANASIRI T, SIRINAWASATIEN A, BUNCHORNTAVAKUL C, et al. Endoscopic Ultrasound-Guided Vascular Therapy for Portoduodenal Fistula[J]. Clin Endosc, 2020, 53(6): 750-753.

[11]LEVY M J, WONG KEE SONG L M, FARNELL M B, et al.Endoscopic ultrasound (EUS)-guided angiotherapy of refractory gastrointestinal bleeding[J]. Am J Gastroenterol, 2008, 103(2): 352-359.

[12]GONZALEZ J M, GIACINO C, PIOCHE M, et al. Endoscopic ultrasound-guided vascular therapy: is it safe and effective?[J]. Endoscopy, 2012, 44(5): 539-542.